JN006911

出産に「痛み」はいらない

妊婦、家族みんなが笑顔でいられる
完全計画無痛分娩とは

岩本英熙
Iwamoto Hideki

幻冬舎 MC

出産に「痛み」はいらない

～妊婦、家族みんなが笑顔でいられる完全計画無痛分娩とは～

はじめに

皆さんは、無痛分娩にどのような印象をもっているでしょうか？

最近になって「痛みが少ないならぜひやってみたい」と積極的に考える女性も少しずつ増える傾向にありますが、一方で「麻酔や薬を使って、母親や赤ちゃんに影響はないの？」「事故が起きたら怖い」という声も少なくありません。漠然と「無痛分娩はリスクが高そう」というイメージを抱く人も多いようです。

わが国では、無痛分娩が導入されて数十年が過ぎた今も、無痛分娩を選ぶ妊婦さんはごく少数にとどまっています。２０１８年のデータでは、無痛分娩が行われたのは全分娩のなかのわずか約６％。アメリカでは60％以上、フランスでは80％以上が無痛分娩を選択しているのと対照的です。

日本で無痛分娩が広まらない理由はいくつかあります。

詳しくは本書の中で述べますが、その一つには、「お産に痛みはつきもの」という日本人の思い込みが挙げられます。特に日本では〝自然な〟出産が人気です。医療の力に頼らず、陣痛に合わせて分娩をする自然分娩が、無条件にいい出産と考えられています。「産みの苦しみ」という言葉もあるように、自然な出産には痛みがあるのが当たり前で、痛みに耐えて産んでこそ立派な母親、そんな感覚もあると思います。

これは一般の人だけでなく、出産の専門家である産科医たちも、例外ではありません。実際に無痛分娩を手掛けている産科医ですら、分娩時に上手にいきむために痛みを少し残す、という人もいます。

しかし、医療が発達した現代では、麻酔を使わずに外科手術をすることも、虫歯の治療をすることもほとんどないと思います。今の時代、痛みの大半は医療の力で取り除けるのです。にもかかわらず、出産だけが何十年も前から変わらず、取り残されてしまっています。痛みを伴う〝自然な〟出産は、本当の意味でいいお産なのでしょうか？

私は早稲田大学政治経済学部に在学中、姉の出産に立ち会う機会がありました。新しい命の誕生に向き合う出産のすばらしさに感動し、早稲田大学卒業と同時に長崎大学医学部に入学。卒業後、産科医となり大学病院や産科クリニックに勤務するなかで、自然分娩から医療的介入の必要なハイリスクの出産、無痛分娩まで、さまざまな出産を経験してきました。

なかでも大きな割合を占める自然分娩と無痛分娩を数多く手掛けるうちに、私は出産において妊婦さんと赤ちゃんにメリットが大きいのは、無痛分娩だと次第に思うようになりました。痛みがなく落ちついて分娩に臨める、体力の消耗が少なく産後の回復が早い、家族の立ち会いもスムーズなど、無痛分娩はいいことずくめなのです。

そして、2019年には無痛分娩を中心とする産科クリニックを開業。異分野でも学んだ経験から、出産には痛みがつきものという〝従来の常識〟にとらわれず、妊婦さんや赤ちゃんにとってベストな出産を追求してきました。その結果、たどり着いた答えが、本書のタイトルでもある「出産に痛みはいらない」という考えです。

開院後、2020年の1年間だけでも、私自身が400件を超える無痛分娩を手掛け、成功を積み重ねたことで、その考えは確信に変わっています。そして、数多くの無痛分娩を手掛けるなかで、世界に先駆け「完全計画無痛分娩」の方法を確立しました。

「完全計画無痛分娩」とは、出産日を前もって決めて入院し、無痛分娩で計画どおりに出産するというものです。以前から計画無痛分娩という手法はありましたが、計画どおりにすべての方が分娩を終えることはできませんでした。計画どおりに分娩が進まないと、出産まで時間がかかって妊婦さんがたいへん苦しい思いをします。すべての方が予定した計画日に分娩をするにはどうすればいいか？　最初から最後まで痛みのない分娩をするにはどうしたらいいか？　この2点を追求して極めた方法が完全計画無痛分娩です。そして完全計画無痛分娩は、分娩時間の短縮、帝王切開率の減少や新生児合併症の減少など、分娩方法として自然分娩や従来の無痛分娩よりも優れていることが症例を重ねるごとに分かってきました。完全計画無痛分娩は自然分娩よりも「安全」で「快適」で「優れた分娩方法」なのです。

そこで、理想の出産を目指して私が取り組んできた「痛みのない分娩＋計画どおりの分娩＝完全計画無痛分娩」を、少しでも多くの方に知っていただきたいという思いから、本書を執筆することにしました。

無痛分娩にまつわる誤解やネガティブなイメージを払拭したうえで、陣痛初期から痛みをなくし計画どおりに出産できる完全計画無痛分娩について説明します。もちろん、皆さんが不安に感じているリスク面も含め、分かりやすく解説していきたいと思います。

安全なイメージがある自然分娩にも、実は多くのリスクがあります。むしろ産科医が積極的に関わり、上手に痛みを取ることで、健やかで安全な出産を実現することができるのです。

現代は、女性が一生のなかで出産をする回数はそれほど多くはありません。出産というかけがえのない瞬間を、妊婦さんも赤ちゃんも、そしてご家族も、みんなが笑顔で迎えられる時間にしたい——。それが産科医である私の心からの願いです。

これから出産を迎える方々が本書をお読みになり、今の時代に即した新しい出産のスタイルを知っていただけたら、たいへんうれしく思います。

目次

第1章
私が産婦人科医になり、苦しまずに出産できる「理想のお産」を目指してクリニックを開いたワケ

第2章

「出産は痛みがあって当然」という思い込みを変え、妊婦を痛みから解放したい

第3章

家族と「幸せな瞬間」の共有も！ 完全計画無痛分娩のメリット

第4章

完全計画無痛分娩だから叶う、妊娠中から産後までの充実したサポート

妊娠期間の過ごし方

入院中の生活

充実した産後ケア

第5章 もっと知りたい！ 無痛分娩Q&A

第6章 みんな笑顔で誕生を迎えた14の家族の物語

第1章

私が産婦人科医になり、苦しまずに出産できる「理想のお産」を目指してクリニックを開いたワケ

世界に先駆けて「完全計画無痛分娩」を手掛ける

私は東京都北区で、妊婦健診から分娩、産後ケアまでを行う産婦人科クリニックの院長です。当院では、「完全計画無痛分娩」の手法を世界に先駆けて確立し、数多くの無痛分娩を手掛けています。

「無痛分娩」という言葉は、皆さんも耳にしたことがあると思います。

赤ちゃんをお母さんのおなかから外界へと産み出すのが分娩ですが、このとき赤ちゃんを押し出すために子宮が強く収縮し、陣痛という激しい痛みが起こります。さらに生まれる間際には、狭い産道を赤ちゃんが通る物理的な痛みもあります。一般的には、こうした分娩に伴う強い痛みを麻酔で取る、あるいは痛みを和らげることを無痛分娩といいます。

近年、無痛分娩を行うことができる産婦人科は増えてきています。

厚生労働省の調査によると、無痛分娩の取り扱いのある病院・クリニックは2017年時点で産科施設全体のおよそ3割に上っています。特にこの10年あまりで、無痛分娩は少しずつ身近なものになっています。

しかしながら現在の日本では、一口に無痛分娩といっても、出産施設によって内容や手法がそれぞれ異なっています。無痛分娩といいながら、陣痛が強くなるまでは麻酔が行われない場合も多いようですし、分娩の最中にも痛みが残っているケースも少なくないようです。

それに対し、私が積極的に取り組んでいるのが、完全計画無痛分娩です。完全計画無痛分娩とは、前もって出産日を決めて陣痛を起こしていく「計画分娩」と陣痛初期から分娩時までの痛みを完全に取り除く「完全無痛分娩」とを組み合わせたもので、私が命名した言葉です。

日本で完全無痛分娩を手掛ける産科医は少ないのですが、私は2020年の1年間に、一人で約400件の完全無痛分娩を手掛けました。

産科医が何人もいるような基幹病院でも、年間の分娩総数は1000～1500件くらいです。さらにこの90％以上は痛みを伴う自然分娩や帝王切開ですから、2020年の実績でいえば、おそらく〝日本で最も多く、無痛分娩で赤ちゃんを取り上げた産科医〟といっても過言ではないと思います。

なぜ私が、日本ではまだ少ない完全無痛分娩を行うようになったのか、不思議に思われる方もいることと思います。

「痛みがまったくないお産」「計画どおりの出産」というものが信じられない、想像できない方もいるようで、実際に妊婦さんのご家族から「本当にそんなことができるのか」と疑われたこともあるほどです。もちろん、それは可能で、高い安全性をもって実現できるというのは、データにより裏付けられています。

私が完全計画無痛分娩を手掛けるようになった経緯を説明する意味でも、私自身のこれまでの道のりを少し紹介します。

姉の出産に立ち会い、「産婦人科医になる!」

私が医師になる——というのは、大学3年までは考えてもみなかったことです。

両親ともに医師や医療業界とは関係がなく、ごく普通のサラリーマン家庭に育ちました。勉強も特別にできたわけではありません。というか、むしろ成績が悪く、高校卒業時は「ぱっとしない」状況でした。高校3年の現役での大学受験はなんとか地方大学の経済学部に合格しましたが、一浪して早稲田大学を目指したいという希望を伝えると、両親はじめ親戚も出てきて「早稲田なんて受かるはずがないから、合格した大学に進学するように」と説得されたのを覚えています。

しかし強く反対されたことで、むしろ私の闘争心に火がつきました。私は近くの図書館の自習室に通い、自分のペースで勉強を続け、翌春には目標だった早稲田大学政治経済学部に無事、合格を果たすことができました。

進学のため大阪から上京し、夢に見た東京でのキャンパスライフが始まりました。しかし、受験勉強で燃え尽きてしまった私は、大学1年のときはすべてのことにやる気が出ず、授業も休みがちで、ギリギリで大学2年に進級したような状況でした。大学2年からは気力も戻り、学業、バイト、サークル活動と、〝ごく普通の文系学生の青春〟を謳歌していたように思います。

そして気づけば大学4年。否応なしに就職活動を意識する時期になりました。当時はまさにバブルの真っただ中。早稲田の政経学部というだけで勝手に電話がかかってきて内定が出る、というような超売り手市場でした。私も銀行や証券会社などから複数の内定をもらいましたが、「本当にこれでいいのか」「自分が一生の仕事にしたいこと、本当にやりたいことってなんだろう」と、もやもやした気持ちを抱えていたのも事実です。

そんな大学4年の5月頃のこと。

私が大阪の実家に帰省していたときに、すでに結婚し、臨月で里帰りしていた姉の陣痛が始まり、たまたま居合わせた私も分娩に立ち会うことになりました。

今から思うと、生まれてくる子の父親以外の男性親族が分娩に立ち会うというのは、かなり珍しいケースだと思います。私も、実家の母に促されて行っただけという感じでしたが、これが私の人生の大きな転機になりました。

分娩室で、出産に臨む姉と生まれてくる新しい命のためにきびきびと立ち働く産科医の姿が、とても頼もしく、まぶしく見えたのです。

例えば証券会社なら、自分が売った株で顧客が損をすることもあります。自動車メーカーであれば、他社のクルマが優れていても、自社のクルマを売らざるを得ません。会社の利益追求のために、目の前の顧客が損を被ることもあるわけです。

しかし医療は、目の前の患者さんにとって最善を尽くすことができる。そこにほかの仕事にはない魅力があると、心を大きく揺さぶられました。そして私は一生の仕事として「産婦人科医になりたい！　なる！」と決断しました。

命の誕生に立ち会える産婦人科医の魅力

そこで大学4年の夏頃から、医学部受験のための受験勉強をスタート。文系では勉強したことがない物理や化学、数Ⅲなどの教科も一から学ばなければならず、大変だったのは確かですが、大学の授業のあいまに図書館に通い、勉強を続けました。

大学の卒業試験も控えたなかでの受験勉強で、今回も、家族や周りの人は誰も受かるとは思っていなかったようです。しかし、自分は「とにかくやるしかない、受かるしかない」という一心で、落ちたときのことは何も考えず勉強に没頭していました。

そして翌年1月に大学入試センター試験と早稲田大学の卒業試験、2月には医学部の二次試験を受け、目標としていた長崎大学医学部に合格。3月に早稲田大学を卒業し、4月に長崎大学に入学するという、怒濤のスケジュールで医師への一歩を踏み出すことができました。

ちなみに私が長崎大学を志望したのは、長崎が日本で最初に西洋医学が導入された地であり、日本最古の歴史を有する医学部だからです。日本の西洋医学のルーツは長崎にあり、長崎から日本の西洋医学が広まったということにロマンを感じ、それが受験勉強のモチベーションにもなっていたように思います。

医学部に入学後は、医学生として6年間、講義や実習に取り組みました。5、6年次にはポリクリといって、内科や外科といった診療科を1カ月単位で回り、すべての診療科を経験する臨床実習があります。卒業後の自分の専門科を決めるためにも重要な実習です。国立大学の医学部とはいえ、周りには親も医師という二世も多く、そういう学生は志望する診療科も決まっていますが、私の場合、いろいろな診療科に興味があり、どの科も面白いと感じました。

近年の医学は、診療科ごとに高度に専門化が進んでいます。その結果、専門領域は詳しいけれどそれ以外はよく分からない、という医師も少なくありません。

私のなかには、産科医になりたいという気持ちと同時にもう少し広く医師として患者さんの役に立ちたい気持ちがあり、患者さんの症状から多数の領域にまたがるすべての疾患を推理・鑑別し、必要な治療へとつなげる「総合診療科」もいいなと思いました。ドラマなどでよくあるように飛行機の機内で急病人が出て、キャビンアテンダントに「このなかにお医者さまはいらっしゃいませんか？」と尋ねられ、自信をもって「私は医者です」と名乗り出られたら格好いいなという、そんな医師像への憧れもありました。

ただほとんどの診療科の目的は、すべて疾患の治療です。

それに対し、産科だけは新しい命の誕生というすばらしいシーンを支えることができます。姉の出産に立ち会ったとき、産婦さんや家族をはじめ、医師や看護師といったスタッフたちも笑顔で誕生を喜んでいました。そのときの感動に背中を押され医学部を目指した当初の目標どおり、6年次の最後の国家試験に合格後、私は産婦人科の医師になりました。

ハイリスク妊婦の分娩が中心の研修医時代

医学部卒業後は長崎大学医学部附属病院産婦人科に入局し、研修医として診療をしつつ、医療技術を学び、身につけていく生活が始まりました。

大学病院の産婦人科で対応するのは、いわゆるハイリスクの妊産婦さんの出産が大半です。妊娠高血圧症候群や妊娠糖尿病などの妊娠合併症を抱える人や、前置胎盤といって胎盤の位置が子宮口にあり、分娩時に大出血が起こりやすいケースなどが、長崎全域から集まってくるという感じでした。そうした母親・赤ちゃんの〝命懸け〟の危険な分娩を、できる限り安全にサポートするのが私たちの仕事だったわけです。

当時、医師ごとの担当制や日勤・夜勤などの勤務時間は決まっていましたが、研修医の私にとって担当や勤務時間などあってないようなもの。病院に寝泊まりすることもしょっちゅうでしたし、休日も新薬の効果を調べる研究をするなど、とにかく一日も早く、一人前の産婦人科医になりたい一心で、睡眠以外のすべての時間を診療と医療技術の研鑽に費やしていました。

私が初めて、麻酔を使った無痛分娩を手掛けたのもこの頃です。麻酔で痛みを和らげる無痛分娩は血圧上昇を抑える効果もあり、高血圧などの疾患を抱える妊婦さんにとってメリットが大きいのです。

麻酔の方法は、現在の無痛分娩でも主流となっている「硬膜外麻酔による鎮痛法」です。腰のあたりの背骨近くに局所麻酔を施すことで、分娩の痛みを和らげる方法です。

２０１７年頃に無痛分娩での麻酔の事故が複数起こり、それが大きく報道されたこともあり、無痛分娩や麻酔に対し「事故が怖い」というイメージをもつ人も少なくないようです。しかし硬膜外麻酔というのは、本来は産婦人科や外科系の研修医でも普通に行うことができる基本的な技術であり、安全な麻酔法の一つです。

ただこの頃（２０００年頃）は、命に関わるような合併症のリスクを下げるための無痛分娩であり、無痛分娩を行う産科医の意識も「母子ともに無事で、元気で生まれるために必要な治療」というものだったように思います。

チーム医療による分娩とは

研修医の期間を終えたのち、関西の私立大学附属病院にも勤務しました。私立大学病院での産科医療は、私の出身の国立大とはかなり様子が異なっていて、当初は驚いたものです。

いちばんの違いは、産科医の勤務が完全に時間制であることです。この施設ではハイリスク症例だけでなく、自然分娩も多く扱っており、日勤の産科医たちは、担当する妊婦さんの陣痛が始まっていても夕方5時になると全員帰ってしまい、夜の勤務医がそのあとを引き継ぐというかたちでした。

医師も人間ですから、24時間365日、担当したすべての妊婦さんの出産を診るのは現実には難しいでしょう。特に最近は、医師にも働き方改革が求められていますから、複数の産科医がチームとなり、時間によって対応するシステムになるのは、やむを得ないとも思います。

ただ、妊婦さんにとっては、妊娠中からずっと経過を見てくれた担当医が分娩に付き添ってくれたら、ずいぶん心強いのではないかと思います。また医師にとっても、長く担当してきた妊婦さんの赤ちゃんを取り上げ、「先生、ありがとうございます」「苦労もあったけど、無事に生まれて良かったね」という心の通う一瞬が、大きなやりがいや達成感になっている面もあります。

以前の病院では「自分の勤務が休みでも、担当する妊婦さんの出産が始まったら必ず呼んで」という産科医が少なくありませんでしたが、それに比べると、チーム医療では、産科医と妊婦さんの関係もどこか割り切った感じになりがちです。

分娩を数多く取り扱う産科医院では、さらにそれが顕著になります。夜間にアルバイトの先生が来て分娩にあたることも多く、初めて見る先生に分娩を担当してもらうということがよくあります。時間制で働くアルバイト産科医たちは、自分の勤務時間内に出産がないほうが勤務は楽でリスクは少ないですから、分娩が近い妊婦さんがいても「今はそっとしておこう」といった責任回避、モチベーション低下が広がっていることも感じました。

そういうクリニックでは、妊婦さんや生まれてくる赤ちゃんのためというより、どうしてもクリニックや医師の都合が優先されがちです。

実際に、もう少し時間をかければ経膣分娩できたかもしれない人でも、スタッフの少ない夜の時間帯でのリスクのある分娩を避けるために帝王切開になる例もありました。

いまや日本の周産期医療は世界的にも高い水準にあり、多くの人は安全に出産ができます。とはいえ、いざ分娩が始まったときに、何が起こるか分からない怖さがあるのも出産の真実です。分娩時の事故によって産科医が患者や家族に訴えられる医療訴訟も増加しているので、医療者側の分娩に対する過度なリスク回避も致し方ない部分もあるかもしれません。

しかし、そういう現実を目の当たりにして、私自身は納得がいきませんでした。自らが目指す妊婦さんに寄り添った最善の医療、高度な医療を実践していきたい、「母親や赤ちゃんにとって本当にいいお産」をしていきたい、そういう思いが日に日に募っていった時期でした。


この頃も、ハイリスクの妊婦さんに対し、無痛分娩を行うことはありましたが、麻酔を管理するには人手が必要であり、リスクを伴うという見方も根強く、病院の方針として無痛分娩を推奨することはありませんでした。

「強い痛みを伴う自然分娩」が〝自然な〟出産の姿であり、母親と赤ちゃんが無事でさえあれば、それ以上のことは産科医の仕事ととらえられていなかったように思います。

産婦人科部長として、マネジメントも経験

その後も、私はいくつかの私立病院に常勤・非常勤で勤務し、産科の診療部長などを経て、さらに産科医としてのスキルアップを図っていきました。

関西で有名な人気総合病院の産婦人科に勤務していたときは、馬車馬のように働き、貪欲に医療技術の向上に努め、本当に医療者としては充実していました。病院の目の前の賃貸マンションを借りて住み、24時間365日臨戦態勢で病院に缶詰状態でした。1日に3件の産科手術、婦人科手術をこなし、分娩を取り扱いながら外来もこなす。夜勤も月10日以上こなし、マンションには着替えに帰るだけ。体力的には限界ですが、その病院は医療

レベルが高く、医師もスタッフも患者さんのことを最優先で治療を行っていて本当に働き甲斐がありました。

しかし、その病院に3年ほど勤務し、新人に指導もするポジションになって脂が乗っていた時期に転機が訪れました。ほかの総合病院の産婦人科部長を打診されたのです。私自身、そろそろ自分がいちばん責任のある立場で現場のすべてを取り仕切り、さらに患者最優先の医療を実践したいという思いが出てきていたのでその話は渡りに船でした。医師になってわずか6年目で都会の総合病院の産婦人科部長への抜擢は異例の昇進スピードでした。

産婦人科部長を任された病院は、産科がメインの総合病院で、かつては月に40件の分娩を取り扱っていましたが、私が着任した当時は分娩が月に20件程度しかなく、病院立て直しの切り札として私に白羽の矢が立ったようです。

病院の建物は古く、かなり老朽化していて、分娩する環境としてはきれいな個人クリニックには到底及ばないのは明らかでした。しかし、病院の評判は建物のきれいさなどのハード面だけで決まるわけではありません。医療内容、スタッフの患者さんへの対応などソフト面も重要です。

私は着任して3つの方針を立てました。1つ目はスタッフの意識改革です。患者さんに寄り添った心のこもった医療を実践する。昔ながらの上から目線の対応ではなく、患者さんに信頼されるように、患者さんに寄り添い、丁寧な接遇を心掛けることです。2つ目は、高度な医療、高度な手術を行い、医療技術面でもどこにも引けを取らない医療を提供すること。この2点は今のクリニックでも実践していることです。

そして、3つ目は24時間救急車を断らない、どんな患者も引き受けるというものでした。当時は産科救急患者の病院たらい回しが社会問題になっていました。リスクの高い産科救急患者がどこの病院にも引き受け手が見つからないというものです。私が着任した病院にはNICU（新生児集中治療室）および小児科がなかったので、35週未満の早産の治療はできませんでしたが、それ以外の産婦人科救急依頼はすべて受け入れるようにしました。

3つの方針を実践したところ、短い時間で病院を立て直すことができました。

一度分娩をした患者さんや治療を受けた患者さんの口コミで人気になり、1年後には分娩件数が3倍の月60件以上になり、婦人科手術も着任時には月5件程度だったものが、月

20件以上になりました。

私の理想とする患者本位の診療ができて充実した毎日でしたが、新たな問題が出てきました。常勤医は部長の私を含めて3人だけだったので、新規の患者さんを受け入れるマンパワーが不足してきたのです。私は相変わらず病院に寝泊まりする臨戦態勢で働き詰めでしたが、2人の部下は私より年配でそういうわけにはいきません。休日が必要だし、昼休みも必要で、休憩時間を取れない今の診療体制だと体力がもたないのです。月60件の分娩、月20件の婦人科手術、毎日の救急搬送の受け入れ、これを3人で持続するには限界がありました。

問題を解消すべく、病院経営幹部に医師を含めたスタッフの増員、待遇の改善を打診しました。経営幹部からは快諾を得て、医師の増員がすぐに実現するかと思いました。

しかし、これが叶わなかったのです。産科医療は3K（きつい、きたない、危険）と思われていて産婦人科の医師がどんどん減少している時代でした。高額な給与を提示しなければ産婦人科医は集まりません。しかし、経営幹部は一般的な給与で産婦人科医募集をかけていたのです。産婦人科医の増員は待てど暮らせど叶わず、現場は疲弊していく一方でした。そのとき、理想の医療を実現するには、人事やマネジメントなどの経営戦略がかかせないということを知りました。

産婦人科医、スタッフの増員が叶わないので、分娩件数、手術件数を制限しながら現場の疲弊を抑えながらの難しい舵取りを続けましたが、自分の理想とする医療とはズレが生じてきました。そのズレは私自身のモチベーションの低下につながり、このままでは自分のやりたい医療は実現できないと、フラストレーションがたまっていきました。

「理想のお産」を叶えるために開業を決意

その頃、私生活でも重大な転機がありました。

結婚して子どもを授かり、妻の出産を迎えました。当時の私も少しは無痛分娩を手掛けていたのですが、合併症のリスクを下げるための無痛分娩であり、健康な妻の分娩は自然分娩で臨むことにしました。当時妻から「無痛分娩にしてほしい」と言われましたが、「お産は痛いものだよ」と返答して無痛分娩にはしませんでした。産科医の私でさえ無痛分娩の良さをその当時は認識できておらず、今から思えば恥ずかしい限りです。今でも妻からは「どうして無痛分娩にしてくれなかったの？」とことあるごとに言われます。後悔先にたたずで、妻には申し訳ない思いでいっぱいです。自分の経験から、世の中の男性たちにアドバイスです。ご自分の配偶者が出産されるときは、無痛分娩をすすめてあげてください。愛する奥さまの痛みを取ってあげてください。陣痛の痛みは立ち会いで励ましたり、腰をさすったり、愛情を注ぐだけでは取れないのです。無痛分娩こそ、奥さまへの最高のプレゼントです。

私にとっても、わが子の出産は本当に最高に幸せな瞬間でした。特に自分で取り上げたのですからなおさらです。生まれてきたわが子にキスをした出産の記憶は鮮明に残っていて、今でもすばらしい思い出です。子どもが生まれたことで、病院に寝泊まりするような生活は私自身もできなくなりました。子育ては楽しく、仕事と家庭の両立をする必要が出てきたのです。

そこで私は一つの決断をしました。

今の病院では、理想の医療はできないし、仕事と家庭の両立もできない。だから、「自分でクリニックを開院し、本当に妊婦さんと赤ちゃんのためになる産科医療、産科医として心から納得のいく産科医療を提供しよう」というものです。

自分の産科技術にも確固たる自信をもてるようになっていたことも原動力の一つになりました。これまでの経験を活かして最高の産科医療を提供できる、そう確信したのです。医師としては開業医のほうが患者さん本位の医療を自由に追求できます。そして自分の姉の出産や、結婚後には妻の出産も経験したことから、妊婦さんにとっては入院施設の環境も大切だという実感もありました。きれいで清潔で見た目もすてきな空間で出産していただきたい、そう思ったのです。

しかし、産科クリニックを開業するには多額の資金が必要です。当然そんな資金はありません。そして開業したら、家庭は犠牲にならざるを得ない。しかし、子育ては仕事と同じくらい重要です。

そこで、数年間は給料のいい個人クリニックに勤務して資金をためると同時に子育てを楽しみ、本当に自分がつくりたいクリニックのコンセプトを固める期間にしようと考えました。今、患者さんから求められている開業医の医療サービスとは何かを知って、自分の理想とする医療と求められる医療の両方を実現しようと考えたのです。

結局数年のつもりが開業まで10年かかってしまったのですが、その間にさまざまな個人クリニックで働き、個人クリニックのいいところをすべて吸収できました。

私が勤務した個人クリニックでは、総合病院とはまた違う出産の姿がありました。

分娩数が年間400件以下の小規模な個人クリニックは基本的に院長が一人で診察をしているため、総合病院に比べるとやはりアットホームで、産科医と妊婦さんとの距離も親密です。また病院の設備から、入院する居室の環境や入院中の食事などのサービス面においても、「妊婦さんの満足のいくお産」に配慮がなされていることには、好ましさを感じました。

年間1000件以上の分娩を数多く扱う大規模な個人クリニックは、さらに施設は豪華で、食事もおいしくホテルのようでハード面では分娩をする環境はすばらしいものがありました。ただ産科医と妊婦さんの距離は、総合病院と同じで割り切ったものでした。妊婦さんの数が増えると、数多くの医師が働く分業制、時間制で診るシステムにならざるを得ないのです。

自分の目指すクリニックは、妊婦さんとの距離も親密で、施設は豪華で、食事もおいしく、診療レベルも高い。何一つ妥協しないすばらしいクリニックにしようと決めました。

土地も融資先も、自ら探して一歩ずつ前進

開業を決心してから7年の月日が流れました。

子育ても一段落し、開業資金も少し貯まり、自分の理想とするクリニックの形も定まりました。さあ、どこで開業するか？　東京の地図を広げて産婦人科のある場所を書き出しました。すると、産婦人科空白地帯が見つかりました。東京都北区です。

当時、北区には分娩施設が1軒しかありませんでした。北区の出生数を調べると毎年2800人以上の赤ちゃんが生まれているにもかかわらず、分娩施設は総合病院1施設しかないのです。北区の方の半数以上は分娩する場所がないので、近隣の区で出産していることが分かりました。

そこで、せっかく開業するのだから分娩施設のない北区にしようと決めました。遠くまで出産に行く必要がなくなり、間違いなく喜んでもらえると思ったからです。

私はクリニック勤務のかたわら、診療が終わったあとの時間や休日を使って土地探しをスタートしました。しかし、土地が見つかりません。まとまった広さの土地は市場に出る前に大手デベロッパーが押さえてしまうのです。不動産屋をこまめに回り、情報を集めますが、打開策がないまま、あっという間に1年が過ぎました。

少し諦めかけていたある日、町を歩いていると、「不動産一般競争入札物件　関東財務局」という立て看板のある小さい土地を見つけました。これは何だろうと思って調べてみると、国が民間に土地を売りに出しているのです。国有地ならまとまった広さの土地が売りに出されているかもしれない、と調べてみるとちょうど東京都北区王子で１３００㎡の土地が競売に出されていました。

さっそく現地確認に行くと、地下鉄南北線王子神谷駅から徒歩3分で利便性もいい場所です。そこには古い財務局の官舎が建っていました。その土地の歴史を調べてみると古くは王子税務署が建っていた場所で、戦後王子税務署が移転したあとに財務省の公務員宿舎が建てられた場所でした。土地はここに決めました。

次は資金の問題です。由緒正しい土地なだけに入札金額はかなりの金額が見込まれました。7年の間に相当な資金は貯めたつもりでしたが、東京で開業するにはまったく足りませんでした。

親の病院を引き継ぐのではなく、銀行から多額の資金を借りて新しく大型の産院施設を建設するというのは例がないようで、自ら融資返済計画を立てて20軒以上の銀行を回りましたが、なかなか融資がおりません。

最後に交渉した金融機関の担当者が、無痛分娩をはじめ、新しく質の高い産科医療を提供したいという私の理念に共感してくださり、ようやく融資が決定しました。

通常医師が開業を決めたら、開業をサポートするコンサルタント業者を雇い、丸投げするケースが圧倒的に多いそうです。しかし、私の場合は自分で土地を探して融資返済計画を作成して銀行を回り、プレゼンテーションを自ら行うという姿勢に、銀行の支店長も驚いていました。

支店長からは、「通常は担保が全然足りないので融資ができませんが、今回に限っては先生の溢れんばかりの熱意と卓越した事業計画と社会貢献性に感銘を受けたので融資を決定しました。融資額は先生が必要と考えるだけ用意します」とありがたいお言葉をいただきました。あとからほかの業者にこの話をすると、誰もが通常はあり得ない話と驚きますから、支店長には本当に感謝の気持ちでいっぱいです。

ハード面もソフト面も「最高の水準」を追求

土地と資金の目処が立ったあとも、基礎工事などで次々に課題が浮上してきましたが、それらを一つずつ粘り強くクリアしていきました。

私が特にこだわったのが建物の設計です。

産科クリニックとして機能的で働きやすい設計にするのはもちろんですが、外観と内装はとても重要です。新しい命の誕生にふさわしいものでなくてはなりません。妊婦さんに「ここで産みたい」と思ってもらえるようなすてきな建物にしたいと思いました。私自身のなかでは、きれいで、優美で、豪華で、上品で、高級感があって、ほかにはないすばらしい建物にしたいという抽象的な思いはあるのですが、それを形にする設計士がなかなか見つかりませんでした。

大手有名建築会社や有名設計士など合わせて二十数件のデザイン案をコンペで募集しま

した。しかし、なかなかピンとくる設計案がありません。

ある日インターネットで設計士を探していたところ、なに気なく目に留まった建物がいい感じだと思い、「コンペに参加しませんか？」とメールを送りました。するとすぐに返信がきて、「今度東京に行く予定があるので、先生のイメージを聞かせてください」とのこと。これまで産婦人科の設計はしたことがないということでしたが、私のイメージを細かく伝えると、驚くようなスピードで設計図が届き、その設計案がとてもすばらしかったので、迷うことなくその設計士に決めました。

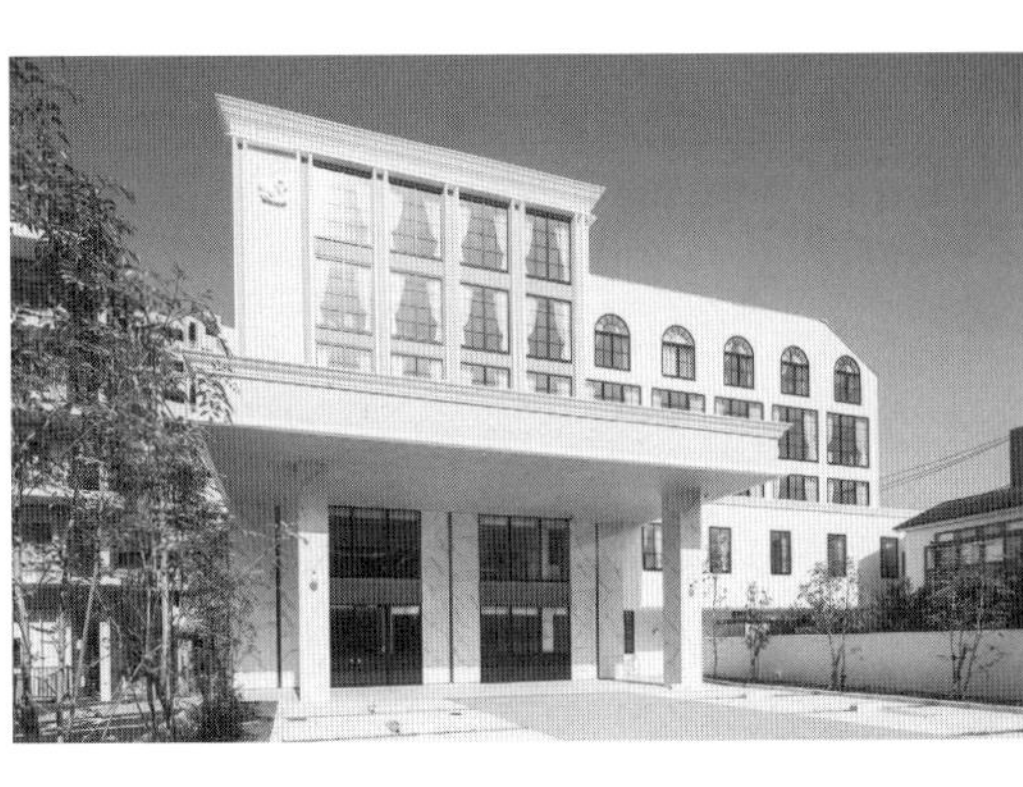

お世話になった設計士は、工事中も毎週建築現場を訪れ、打ち合わせや細かい修正をしてくれました。さらには内装や家具までもすべてその人がデザインを担当し、おかげで私のイメージどおりに仕上がりました。今ではクリニックの建物（上写真）はテレビドラマの撮影にもよく使われていて、思い描いたすてきな空間がテレビ業

界の方にも認めていただけてうれしい限りです。

完成した建物は、地上6階建て、陣痛から分娩・回復までを一つの部屋で過ごすことができるLDRが4室、入院中の客室はすべて個室で、全19室という都内でも最大の規模です。建物内には、キッズルームやエステルームに加えてダイニングルーム、都内最大のマタニティスタジオも完備しています。

また外観や内装だけではなく、建物としても高性能です。十分な耐震性をもち、LPガスによる自家発電装置を備え、太陽光発電により地球環境にも配慮しました。災害時にも赤ちゃんと妊産婦さんの命をしっかり守れる建物になりました。多数の防犯カメラ、セキュリティシステムも導入して防犯対策も万全です。

さらに診療や検査で使用する医療機器も、最新鋭で最高級のものをそろえました。また、通常の酸素配管設備に加えて、赤ちゃんの蘇生に必要な医療用空気配管設備も備えました。これは総合周産期センターにしかない高度な医療設備で〝見えない部分〟にもコストを惜しまず最高の設備を導入しました。

建物や医療設備などのハード面が整ったら、次はソフト面です。

まずはシェフの選定です。出産や治療で入院を伴う産婦人科では、入院中の料理がとても重要です。頑張った妊婦さんに最高においしいものを届けるために、7~8社ある産婦人科調理専門業者に片っ端から声を掛けて味見をしました。しかし、なかなかこれだと思える会社はありませんでした。そこで、知人のつてを使って神戸フランス料理研究会会長を紹介していただきました。さすがです。一流の味にほれ込み、料理の提供をお願いしたところ、快諾をいただきました。フランス料理だけではなく、和・洋・中すべてにおいてバランスがよく、入院中の食事もお祝いのディナーもクオリティが三ツ星のものを提供してほしいとお願いをし、キッチンにも最高の機材を導入し、最高の料理が提供できる体制が整いました。

続いて看護師や助産師、事務などのスタッフの確保です。

出産はいつ、どのように進むか予測できないものであり、文字どおり、24時間365日の対応を求められます。私自身はそれまでの勤務医時代も同様の対応をしてきましたので、なんの不安もありませんでしたが、そのような診療体制を確立するには、スタッフの理解と連携がなにより不可欠です。

私はクリニックの診療体制はもちろんのこと、「患者さん最優先で優れた接遇をしてほしい」「ほかの施設にはないおもてなし、最高のサービスを提供してほしい」と方針を説明し、それに共感をしてくれたスタッフを雇用しました。

そして、クリニックの名前は出産経験のある妻に考えてもらいました。

妻が昔バレリーナだったことでスワン（白鳥）という名称を提案され、白鳥の飛び立つ姿と新しい命の誕生がぴったりはまると思い、スワンレディースクリニックに決めました。ロゴマークにもこだわり、複数の有名デザイナーにコンペを募って決めました。白鳥の母親が子どもを慈しんでいるすてきなロゴに仕上がりました（上図）。

こうして実際に土地探しからスタートして3年後の2019年6月、私は晴れて自分のクリニックの開業に漕ぎつけることができました。

クリニック開院時には、私の思いを実現する舞台がようやく整ったと思い、胸の高鳴りを覚えました。このときから、産科医として「理想のお産」を追求する挑戦が始まったのです。

SWAN
LADIES CLINIC

第2章

「出産は痛みがあって当然」という思い込みを変え、妊婦を痛みから解放したい

自然分娩と無痛分娩、両方を手掛ける

この世の中では、少なくとも今の日本では「出産は痛みがあって当然」というのが、一般の人の感覚だと思います。少し前までは、産科医の私自身もそのように考えていたのですから、無理もないでしょう。

ですが、今の私にとって、それは〝古い常識〟に変わりつつあります。自分のクリニックで「最初から最後まで、痛みのない出産」を多数手掛けているからです。

この章では私が「完全計画無痛分娩こそ、理想の出産」と考える、その理由について述べていきたいと思います。

前章で述べたように2019年6月に私はクリニックを開業し、いよいよ分娩を中心とした産科クリニックとして、新たなスタートを切りました。

実は開院した当初は、無痛分娩を中心にしようとはまだ考えていませんでした。妊婦さんの希望に沿うかたちで自然分娩も無痛分娩も行っており、ごく初期の頃は自然分娩を希

望される人のほうが多く、無痛を選ぶ人は全体の3割くらいでした。

ここで自然分娩と無痛分娩について、少し整理しておきます。

【自然分娩（普通分娩）】

自然分娩は、自然に陣痛が起こるのを待ち、分娩のときにも麻酔や鎮痛薬を使わずに経腟で産む従来の出産の方法です。

自然分娩の場合、一般的には、子宮が強く収縮する陣痛が10分間隔になったタイミングで入院します。時間の経過とともに陣痛の間隔がだんだん短く、痛みが強くなり、それとともに赤ちゃんが降りてきて子宮口が広がります。そして子宮口が全開（10㎝）になったところで母親がいきんで分娩します。

陣痛から分娩までにかかる時間は、初産婦で平均12〜15時間、経産婦で6〜8時間といわれます。長い人では、陣痛開始から分娩まで数日間かかることもあります。その間、妊婦さんはそれまでの人生で経験したことがないような強い痛みに耐えながら、出産をやり遂げることになります。

【無痛分娩】

無痛分娩とは、適切に麻酔を使うことで、陣痛から分娩にかけての痛みを取る出産の方法です。麻酔の方法は「硬膜外麻酔による鎮痛法」といわれるものです。

痛みを伝える背骨の神経の近くには、硬膜外腔というスペースがあります。腰のあたりの硬膜外腔に硬膜外針という針を入れ、カテーテルと呼ばれる管を挿入します。その管から麻酔薬を入れ、下半身を局所麻酔することで、陣痛・分娩の痛みを緩和します（左図参照）。

無痛分娩では、自然な陣痛を待って入院し麻酔を使う方法と、計画的に入院して陣痛を起こし、麻酔で痛みを取って分娩する方法があります。

ただし現在の日本では、使う麻酔の種類や、麻酔を使い始める時期、痛みをどのくらい取り除くかなどは医療機関によって差があります。痛みの程度も、まったく痛みを感じないという完全無痛から、陣痛の初期から分娩まで、ある程度の痛みが残る例もあります。

一般的に無痛分娩では、麻酔によって分娩にかかる時間が長くなる傾向があるといわれますが、これも医療機関や医師により、実態は異なります。

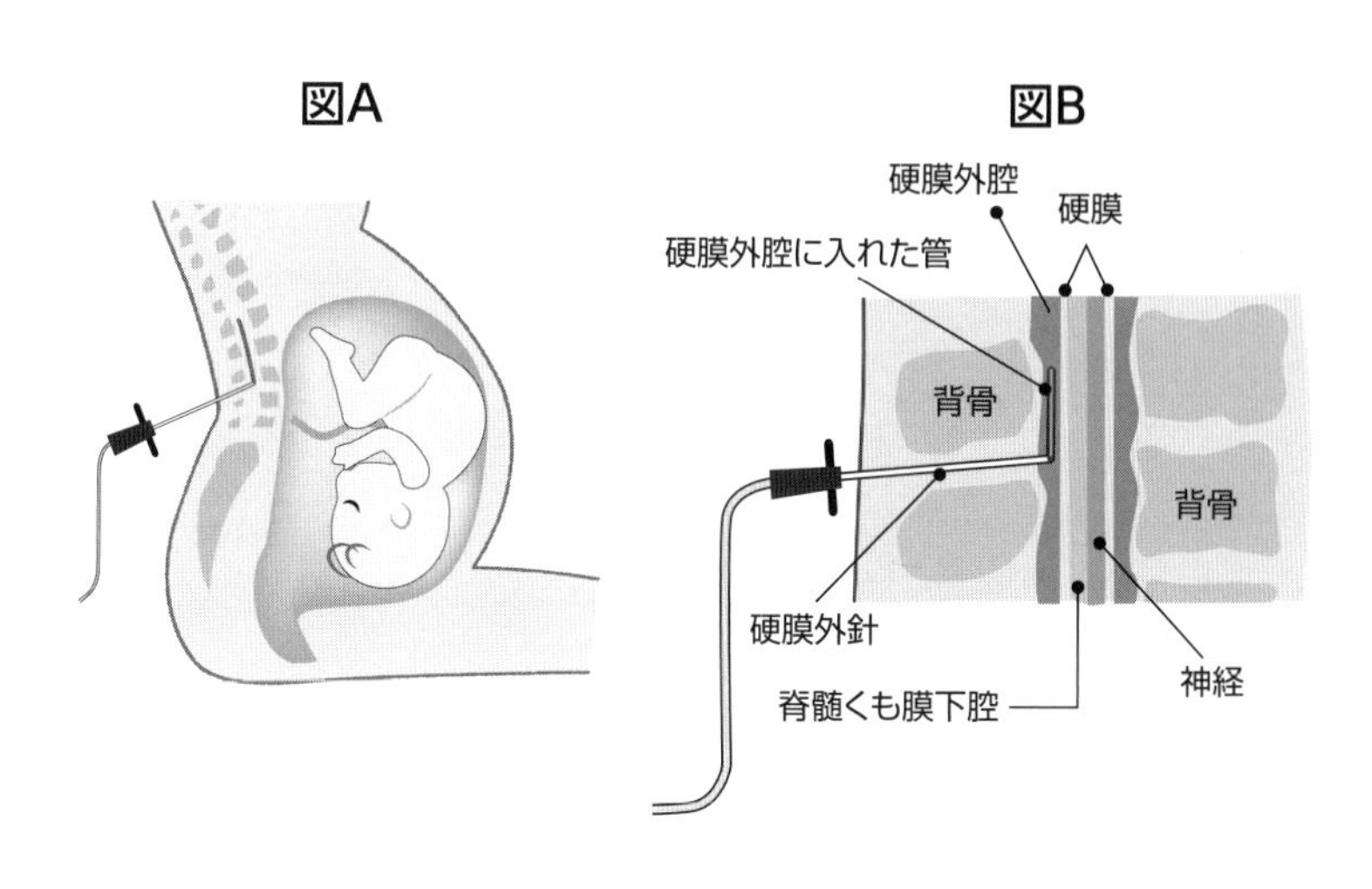
図A
図B
硬膜外腔
硬膜
硬膜外腔に入れた管
背骨
背骨
硬膜外針
神経
脊髄くも膜下腔

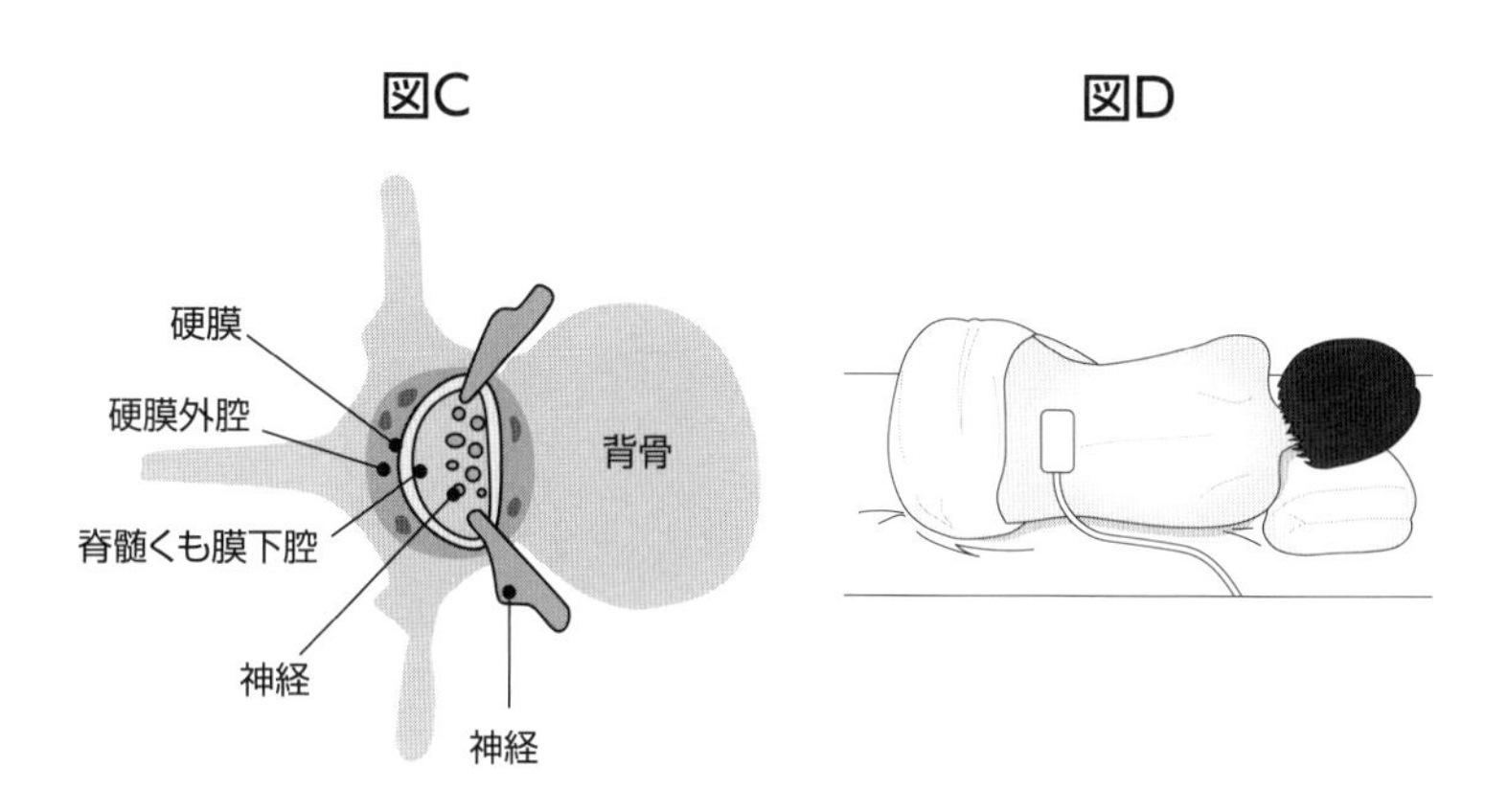
図C
図D
硬膜
硬膜外腔
背骨
脊髄くも膜下腔
神経
神経

出典：日本産科麻酔学会

「自然な出産」は、本当にいい出産？

現在の日本では、自然分娩を選ぶ人が多数派を占めています。

いちばんの理由は、「昔からそうだったし、自然な出産のほうがなんとなく安心だから」と考える人が多いからではないでしょうか。けれども、自然な出産がすべて手放しで良いものかというと、必ずしもそうとはいえません。

そもそも昔の日本では、ほとんどの妊婦さんが自宅で分娩する「自然な出産」をしていました。ドラマなどでも、妊婦さんの陣痛が始まると、家族が慌てて産婆さんを呼びに行き、産湯を沸かして赤ちゃんを取り上げる、というシーンを見たことがある人もいるでしょう。

しかし、そうした出産が大半を占めていた１９４０〜50年代頃は、今とは比較にならないほど、出産で命を落とす母親や赤ちゃんが多くいました。

例えば２０１８年の出産での妊産婦死亡率（人口10万人あたり）は、３・３人です。これに対して1950年は161・2人（54ページ上図参照）。なんと、1万人のうち16人のお母さんが出産で命を落としていたのです。出産で母親が命を落とすケースは、今の50倍近くもあり、出産はまさに命をかけた一大事業だったといえます。また、新生児死亡率も昔は高く、1万人あたり274人（1950年）の赤ちゃんが出産で亡くなっていたのです（54ページ下図参照）。つまり、自然な出産は本来母体にとっても赤ちゃんにとってもリスクが高いものであり、安心でも安全でもないのです。

第二次世界大戦後になって病院での出産が急速に普及し、それによって徐々に、多くの人が安全に出産できる環境が整ってきました。自然な出産のリスクを回避し、母子を守るために産科学が発展してきたといえます。日本の周産期医療が世界の先進国と肩を並べる水準になったのは、今からわずか30～40年前の1980年代、90年代のことです。

つまり、「自然な出産」というもの自体が、時代とともに大きく変わってきています。現在のように、病院の分娩台の上で、医師が見守るなかで出産をするというのは、昔の時代からすればかなり〝不自然なこと〟に違いありません。

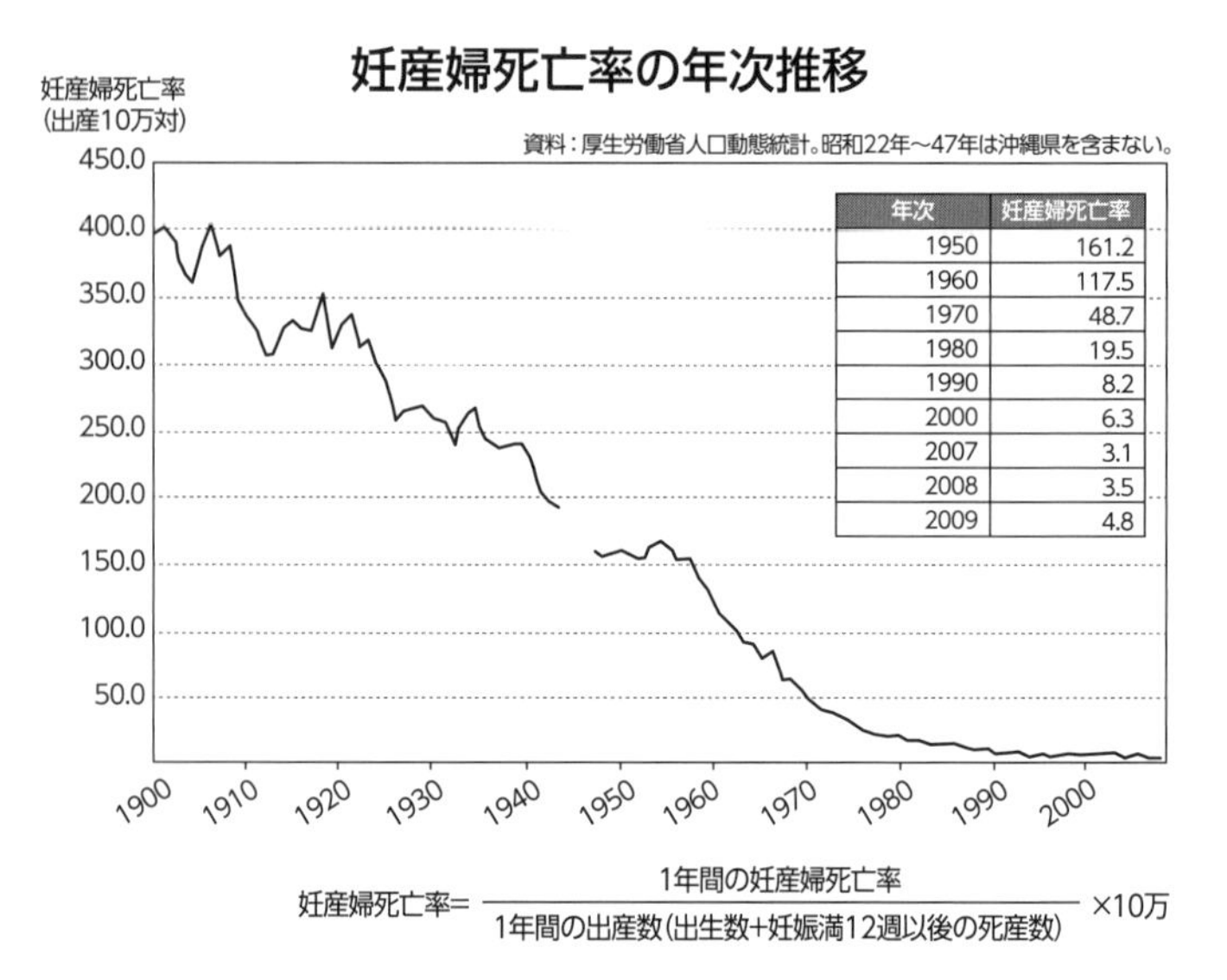

年次	妊産婦死亡率
1950	161.2
1960	117.5
1970	48.7
1980	19.5
1990	8.2
2000	6.3
2007	3.1
2008	3.5
2009	4.8

$$\text{妊産婦死亡率} = \frac{\text{1年間の妊産婦死亡率}}{\text{1年間の出産数(出生数+妊娠満12週以後の死産数)}} \times \text{10万}$$

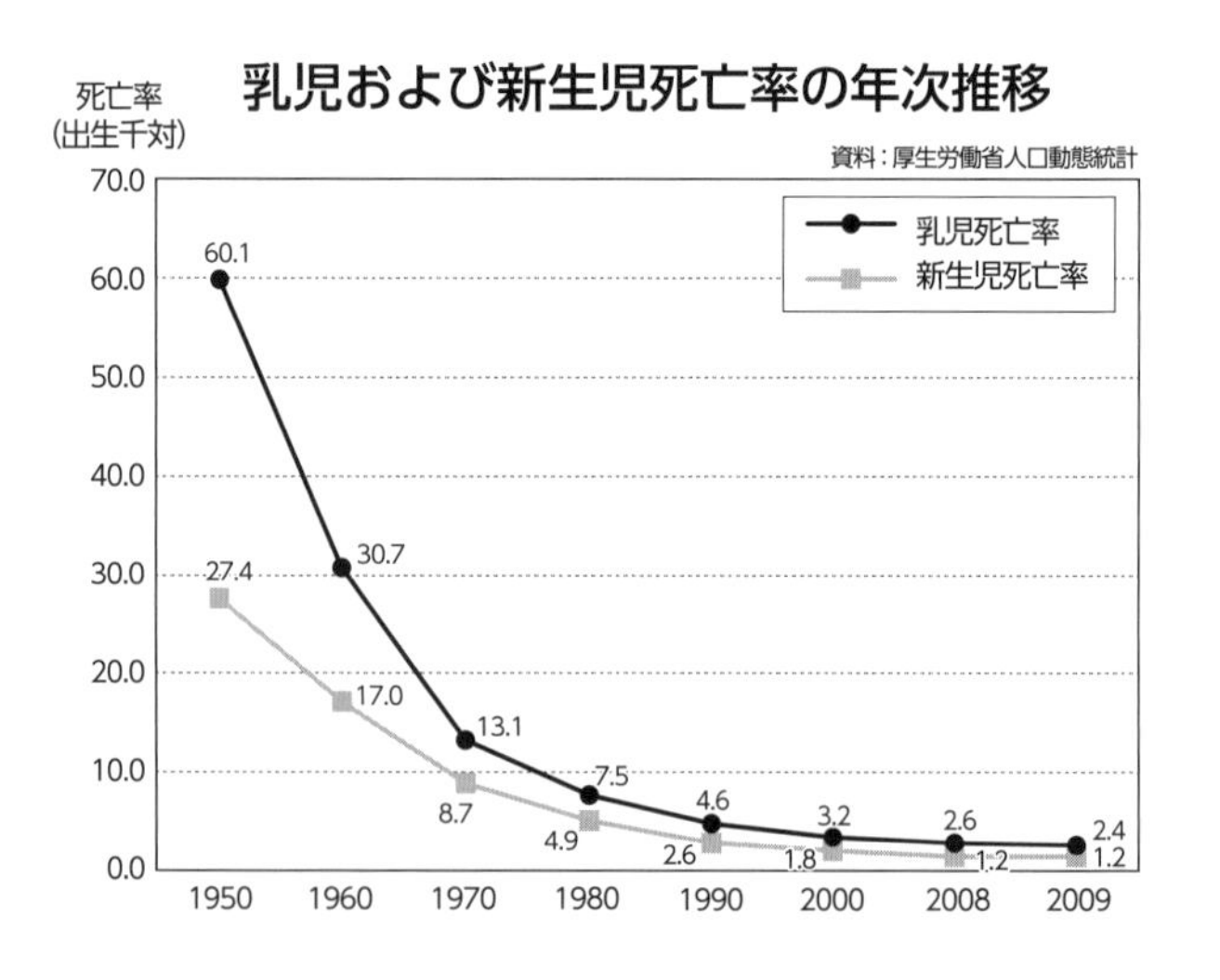

しかも、現在は、麻酔を使わずに経膣で産むのが「自然」ということになっていますが、その自然分娩でも、陣痛が長引いたときなどには、当然のように陣痛促進剤をはじめとした薬剤が使われます。

赤ちゃんがなかなか出ない場合は、吸引分娩、鉗子分娩といった器械分娩（118ページ）になることもありますし、さまざまな理由によって途中で急遽、帝王切開になることも珍しくありません。そういう意味では、自然分娩とはいいながら、医療的介入も決して少なくないのが、現在の「自然な出産」の姿です。

自然な出産については、よく「赤ちゃんのタイミングを待って自然に陣痛が来るのを待ちたい」ということがいわれます。この「赤ちゃんのタイミング」とはなんでしょうか？産婦人科医でさえ、赤ちゃんのタイミングを待ちましょうと話すことがあります。

しかし、赤ちゃんのタイミングで陣痛が来るならば、早産などなくなるはずです。早産したい赤ちゃんなどいないからです。陣痛が来るメカニズムは、実はまだ科学的に解明されていません。だからこそ、聞こえのいい言葉に納得して自然陣痛がいいと思い込んでいる人も多いのかもしれません。

現代においては、帝王切開が母子の命を助ける最終手段です。自然に陣痛が来るのを待つ自然分娩を選択している方の10~20%は、実は自然分娩の内包するリスクにさらされ、帝王切開によって命を助けられているのです。

自然な出産で命の危険にさらされた母子を、帝王切開をはじめとした産科医療で守るのが、現在の日本の「自然な分娩」なのです。

自然分娩だから、リスクが少ないわけではない

私はこれまでに自然分娩と無痛分娩を合わせ、のべ1万数千人以上の出産を経験してきました。その私でも、自然分娩ならではのリスクや怖さを感じることがよくあります。

特に、赤ちゃんが必要以上に大きくなり過ぎると難産が増えます。

お母さんの骨盤の大きさ（赤ちゃんの通る穴の大きさ）は決まっています。その決まったサイズの骨盤という穴にバレーボール大の赤ちゃんを通して出産をするのか、それより大きいバスケットボール大の赤ちゃんを通して出産をするのか、どちらが楽で安全かは明

白でしょう。赤ちゃんがバスケットボールの大きさになると骨盤を通らないために帝王切開になるか、産道がきつくて通りにくいために時間がかかり、難産になるのです。

また自然分娩のリスクには、次のようなものもあります。

●母体への負担

まず、陣痛という激しい痛みを伴う出産は、母体への負担がたいへん大きくなります。痛みがあっても無事に出産を終える人が多いのですが、一部には、痛みで意識が朦朧としたり、混乱状態に陥って暴れてしまうような例もあります。そういう状態で出産を続けるのは、母親にとっても赤ちゃんにとってもたいへん危険です。

また早く痛みや苦痛から逃れたい一心で、強くいきみ過ぎてしまい、分娩時に子宮や膣壁から会陰にかけて、ずたずたに裂けてしまうこともあります。傷を縫うときには麻酔をして縫合をしますが、傷が大きくて複雑なほど、縫合にも時間がかかりますし、産後にも傷の痛みが長引くことが多いです。

半日から、時には数日にわたり、強い痛みに耐えて分娩するのは重労働であり、体力の消耗も激しくなります。産後に全身の筋肉痛を訴える人もいますし、入院中も生まれたてのわが子を抱いて授乳をしながら、ぐったりと疲れた様子の産婦さんもいます。

●赤ちゃんへの負担

次に、自然分娩は長引いてしまうと、赤ちゃんにも負担になります。

陣痛の間は子宮が強く収縮し、胎盤や子宮に流れる血流量が減り、赤ちゃんへの酸素供給が少なくなります。健康な赤ちゃんはそれに耐えるだけの力があるので、通常の範囲の自然分娩では、それほど心配することはありません。

ただし、一部のいわゆる難産とされるケースでは、強い陣痛が長く続くことで赤ちゃんに大きな負担がかかることがあります。

例えば、自然分娩の難産の症例で、出産が進まずに時間が過ぎ、羊水混濁が起きてくることがあります。羊水混濁とは、赤ちゃんが酸素不足になると羊水の中に胎便（赤ちゃんの便）が出てしまい、本来は透明な羊水が濁ってしまう状態です。赤ちゃんが濁った羊水を吸い込むと呼吸障害（胎便吸引症候群）を起こし、重い後遺症をもたらす例もあるため、十分な注意が必要です。

海外では広く行われている無痛分娩

自然分娩に対して無痛分娩は、麻酔を使って出産の痛みをコントロールするというところが「自然ではない」と思われがちです。

しかし、それは今の時点での私たち日本人の感覚によるものです。

海外で生活をされたことがある方々はすでにご存じだと思いますが、欧米の医療先進国では、麻酔で痛みを取る無痛分娩のほうが、痛みを伴う分娩よりも、ポピュラーで「自然な出産」になってきています。

特に無痛分娩が普及しているのが、フランスとアメリカの両国です。フランスでは、2016年の調査で、無痛分娩の割合が82・2%と8割を超えています。アメリカは州によっても違いがあるようですが、国全体としては硬膜外麻酔による無痛分娩の割合が73・1%に上っています(2018年)。

そのほかにも、フィンランド(89%)、スウェーデン(66・1%)、イギリス(60%)、ベルギー(68%)、カナダ(57・8%)といった国々も、無痛分娩が多くなっています。

アジア諸国は、欧米と比べると無痛分娩率は低い傾向にあります。

それでもシンガポールでは50％と、全体の半数を無痛分娩が占めています。隣国の韓国も40％と、シンガポールのあとを追うかたちになっています。中国は地域によって格差が大きい可能性がありますが、国の平均値として無痛分娩率10％というデータがありますi。

それに対し、日本の無痛分娩率はわずか５％前後と推計されています（２０１６年厚生労働省）。アジアの中で比較しても、日本の無痛分娩が突出して少ないのが現状です。

現在、最も無痛分娩が進んでいる国の一つであるフランスでも、１９８０年頃の無痛分娩の割合は５％以下だったようですから、この数十年で世界における出産のスタンダードが大きく変わってきたことがうかがえます。

無痛分娩は、お母さんがラクをするためのもの？

日本でこれほど無痛分娩が少ないのは、無痛分娩に対応する病院がまだ限られていることが大きいと思います。それと同時に、一般の人の無痛分娩に対する理解も、あまり進んでいないように感じます。

実は日本でも、無痛分娩は意外に古くから行われてきています。

研究者の報告によると、日本で一般の人に無痛分娩が注目されるようになったのは、１９５３（昭和28）年頃のことです。この年の婦人誌に、「陣痛からの解放」という特集記事が組まれ、麻酔分娩が紹介されています。また、１９６５年の天皇家の出産では、初めて無痛分娩が行われたという記録もあります[ii]。数は少ないものの、一部のセレブの人たちを中心に、昔から無痛分娩を選ぶ人もいたことが分かります。

また、私が大学病院に勤務していた時代も、高血圧などのハイリスクの妊婦さんに対しては、医師の判断で無痛分娩が行われていました。

一般の健康な妊婦さんの間にも無痛分娩が広まってきたのは、おそらく２０１０年頃のことです。これにはがん治療の緩和ケアなどで使える麻酔の種類が増え、麻酔の使用法そのものが確立されてきたことも関係しています。

しかし、無痛分娩が増えるに従い、事故の症例も報告されるようになりました。

特に2016年から2017年にかけて起きた無痛分娩の事故は、ニュースでも大きく報道されました。これを受けて厚生労働省からも、無痛分娩を取り扱う産科に対し、診療体制の整備や適切な情報公開をするよう提言がなされています。

私から見ると、報道された事故は無痛分娩そのもののリスクというより、診療体制や医療技術による部分が大きいと感じます。

しかし、こうした報道によって一般の人々の間で「無痛分娩＝リスクが高い」という誤ったイメージが広まってしまったことは、非常に残念に思います。

また日本の場合、我慢すること、耐えることを美徳とする文化もあります。出産においても「痛みに耐えて産むのが立派なお産」という意識が根強くあるのを感じます。そのために、妊婦さん本人が無痛分娩を希望していても、「周りの目が気になる」ケースは少なくないようです。

実家の親、義理の親から「(麻酔なんて) そんなことをして大丈夫?」「私は無痛分娩なんてしなくても、無事に産んだのに」と反対されることも多いと聞きます。

さらには同世代の友人や妊婦仲間、時には夫から「陣痛に耐えて産む人もいるのに（どうして普通の出産を選ばないのか）」「ラクをしようとしているのでは」といった、有言・無言のプレッシャーを感じることもあるといいます。日本では、本音では無痛分娩を選びたいけれど選べない、そういう妊婦さんも多いのかもしれません。

回数を重ねるほど、無痛分娩のメリットを実感

私自身も当初は、妊婦さんの希望により、自然分娩でも無痛分娩でもどちらでもいいという考えでした。無痛分娩に対しても「痛みを取って、より快適なお産になればいい」というくらいの気持ちだったように思います。

しかしながら、地域でも無痛分娩を手掛ける病院は限られていますし、当院で無痛分娩を経験された産婦さんたちの口コミもあり、次第に無痛分娩の数が増え、やがてすぐに月に40～50件と無痛分娩を手掛けるようになりました。これは、勤務医はもちろん、たまに無痛を行う程度の産科医院では、経験できない症例数です。

そして私は無痛分娩を経験すればするほど、「無痛の良さ」を実感するようになったのです。私が感じている無痛分娩のメリットは、次のようになります。

●母親に優しい

自然分娩とは反対で、陣痛や分娩の強い痛みがないことで母親の負担ははるかに少なくなります。出産が進んできても、とても落ちついた状態で分娩に臨めます。

また麻酔の効果で会陰が伸びるので会陰の傷も小さくなります。縫合が必要な場合でも、麻酔が効いているためまったく痛くありません。

そして産後の回復もたいへん早いです。自然分娩では、産後はしばらく痛みと疲労が続きますが、無痛分娩の方は翌日から普通に院内を歩いていますし、産後の授乳や沐浴指導などにも積極的な姿勢が見られるように思います。

●赤ちゃんに優しい

無痛分娩では、麻酔の効果で骨盤の筋肉などが緩みやすくなり、赤ちゃんが出てくるときの抵抗が少なくなります。

また当院では、麻酔を使って痛みを取りながら、陣痛促進剤を適切に使い分娩時間を短縮する工夫をしているので、赤ちゃんにもストレスのかからない優しい出産になっています。

●家族にもうれしい

自然分娩では、分娩時に家族の立ち会いを予定していても、それが現場で困難になることがあります。痛みで悲鳴のように叫んでいる妻を前に、夫が気圧され、オロオロするだけということもよくあります。また第二子以降の出産では、上の子が分娩室で激しく苦しむ母親を見て、怖がり泣いてしまうこともあります。

それに対し無痛分娩では、分娩の最中でも、夫や上の子と穏やかに話をすることができますから、家族そろって安心して新しい命の誕生を迎えることができます

出産の痛みの正体とは

このような無痛分娩のすばらしさを目の当たりにし、私の中では次第に一つの疑問が大きくなっていきました。それは、「出産の痛みに意味はあるのか」というものです。

出産の痛みについて考える前に、分娩時の痛みがどういうものかを説明しておきます。

分娩の痛みは、分娩の進み具合に沿って3つの段階に分けられます（68ページ上図参照）。

【第Ⅰ期：分娩が始まってから、子宮口が全開になるまで】

陣痛の波が10分間隔になったところから、子宮口が開くまでの時期は、子宮が強く収縮することで生理痛のような痛みが下腹部や腰などに起こります。それとともに赤ちゃんの頭が、子宮口を押し広げていく痛みもあります。

子宮口が半分くらい開いたところで痛みは急激に強くなり、痛みを感じる範囲も広くなります。子宮口が全開に近くなる頃には、陣痛の間隔も3～5分と短くなり、腰全体から外陰部までが激しく痛むようになります。

【第Ⅱ期：子宮口全開から、赤ちゃんが出るまで】

この段階では、産道を通って赤ちゃんが外に出ようとするため、産道と周辺の組織が引き伸ばされ、外陰部から肛門周辺にかけて激しく痛みます。また骨盤も押し広げられるため、骨盤にも強い圧力がかかり、腰痛や恥骨痛も伴ってきます。

生まれる間際には陣痛は2～3分間隔になり、痛みもピークを迎えます。「焼けつくような痛み」「腰が砕かれそうな痛み」などと表現されることもあります。

【第Ⅲ期：分娩後】

赤ちゃんが出たあとにさらに子宮が収縮し、胎盤や臍帯を体外に排出します。いわゆる後陣痛と呼ばれる痛みです。これは重い生理痛のような、下腹部の痛みが中心です。

こうした出産の痛みは、人間が経験する痛みのなかでも、非常に激しい痛みの一つです。痛みの強さを比較した有名な指標に、「マギールの疼痛スコア」（68ページ下図）というものがあります。それによると、分娩の痛みは捻挫や歯痛、打撲などをはるかに上回って

分娩の経過と産痛の変化

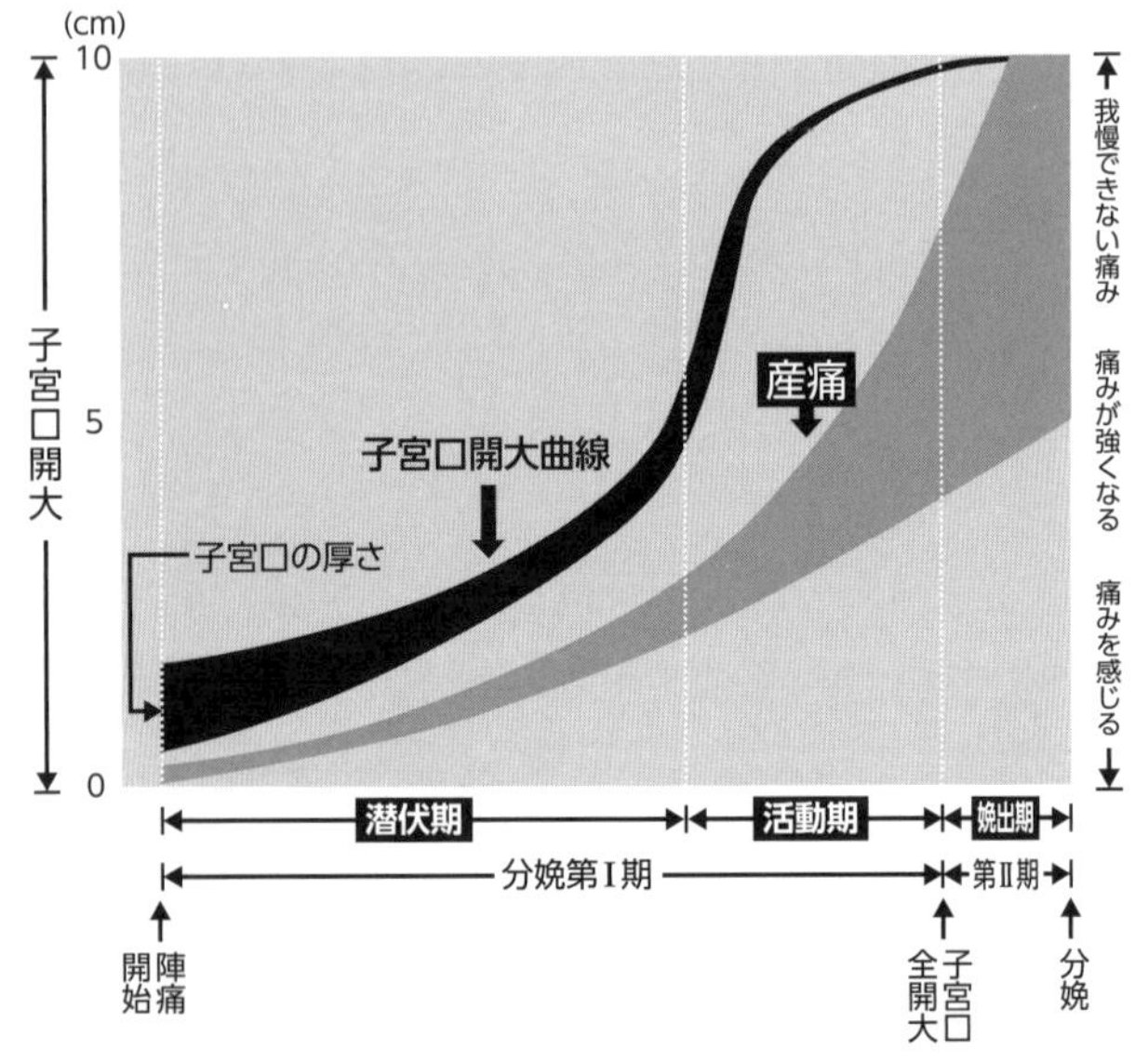

潜伏期：子宮口が徐々に柔らかく薄くなる（痛みを感じるようになる）
活動期：子宮口が急速に開大する（痛みが強くなっていく）
娩出期：児頭の下降によって軟産道や会陰部が圧迫・伸展される（我慢できない痛みを感じる）

出典：Friedman曲線（Williams Obstetrics, 20th Edition 1995をもとに作成）

マギールの疼痛スコア

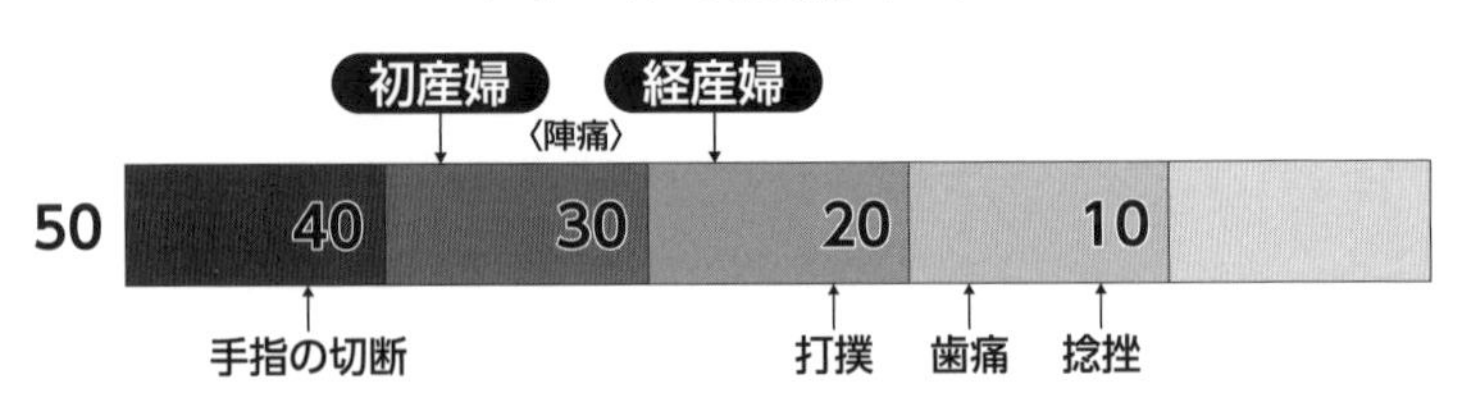

出典：McGill 陣痛質問表を用いた場合の陣痛尺度
（Melzack, R.Pain.19,1984, 321-37 をもとに作成）

います。特に初産婦で、痛みを和らげる訓練を受けていない人では、分娩の痛みは痛みの最高レベルの一つ、手足の指の切断に近いとされています。

私のような男性や、分娩を経験していない人からすれば、想像もつかないような激しい痛みだということは、理解していただけると思います。

結論！「出産に痛みはいらない」

出産の痛みについては、さまざまな考え方があります。

人類は、これまで強い痛みを伴う出産を繰り返し、種として生存してきました。そのため、出産の痛み自体になんらかの意味があるかもしれない、と考える研究者もいます。

時には「陣痛の痛みを乗り越えたことが達成感となり、わが子への愛着や母性が育まれる」といった言説を目にすることもあります。

分娩中には強い痛みを緩和するために、脳からエンドルフィンやオキシトシンといったホルモンが分泌されており、痛みから解放されたときにそれらのホルモンの働きにより、多幸感が高まったり、赤ちゃんへの愛情が形成されたりする。そういう仮説を示す研究もあるようです。

しかし、その説でいえば、帝王切開で出産した人は母性や子どもへの愛情をもてないことになりますが、現実にはそんなことはまったくありません。また無痛分娩で痛みを取ることによって、愛情ホルモンともいわれ、母子の愛着を進めるオキシトシンの分泌が妨げられる、という事実もありません。

反対に、痛みに耐えて産んだにもかかわらず、母親がわが子に愛着をもてず、育児放棄（ネグレクト）や虐待をしてしまうこともあります。むしろ、無痛分娩のほうが母親の産後の回復が早い分だけ、育児に積極的になれるという報告も多くあります。

そして、目の前の妊婦さんのために最善を尽くす、という私の方針からすれば、やはり妊婦さんにとって、分娩の痛みはないに越したことはありません。

優れた麻酔法がない昔の時代であれば、痛みはただひたすら耐えるしかなかったでしょう。しかし、今は違います。

外科手術をするのに十分な麻酔を行わず、「痛みがありますが、頑張って耐えてください」などと言うことはありません。歯科治療もそうです。できるだけ痛みを感じないように治療するのが、歯科医師の技術でもあります。近年の医療は、できるだけ痛みがなく、患者さんの心身に負担が少ないものへと変わってきています。

また、麻酔という優れた技術があるのに、それを使わない理由もありません。

昔、移動手段が徒歩しかなかった時代は50㎞でも、100㎞でも、行きたい場所へ行くには歩くしかありませんでした。それに対し、今は50㎞先の目的地に行くのに、歩くという手段を選ぶ人はいないでしょう。クルマやバス、電車に乗るという別の便利な方法を選ぶはずです。便利で快適な手段があれば、それを使うのが当然です。

私は妊婦さんたちに向き合いながら、普段から快適な生活に慣れている現代女性に「出産だけは、痛みに耐えて産みなさい」というのは違うのではないか、と次第に考えるようになりました。

そして、私がたどり着いたのが、「出産に痛みはいらない」という結論です。

日本の産科で、無痛分娩が少ない理由

欧米ではすでに主流となっている無痛分娩が、なぜ日本の産科では少ないのか、私なりの解釈を述べてみたいと思います。

2017年に行われた日本産婦人科医会の調査[iii]では、回答した約1400施設のうち、無痛分娩を手掛ける施設は約3割に上っています。しかし、全分娩に占める無痛分娩の割合は、病院（ベッド数20床以上）で4・8%、診療所（19床以下）で5・8%と、やはりまだまだ低い水準にとどまっています。

日本の産科で無痛分娩が少ない理由の一つは、日本の周産期医療のシステムが、無痛分娩に対応しにくいという問題があります。

無痛分娩では、分娩中に「出産の管理」と「麻酔の管理」の両方が必要になります。産科医がチームで分娩に当たる病院では、分娩だけでも忙しいのに、そこへ麻酔の管理が加わることに抵抗を感じる医師も少なくありません。

また無痛分娩のために麻酔科医を雇うにしても、出産はいつどのように進むか分からないため、麻酔科医が24時間常駐する体制をつくらなければならず、人員確保やコストの問題が重くのしかかってきます。

もともと欧米では、大型の周産期医療センターに産科医と麻酔科医が常駐しており、無痛分娩に対応しやすいシステムができています。

当院では、麻酔科で研鑽を積んだ産科専門医の私が、麻酔の管理も分娩の管理も行っていますが、日本全体でいえば個々の病院、産科クリニックに安心して無痛分娩に臨める環境はまだ少ないといえます。

また、無痛分娩の絶対数が少ないと、産科医も経験を積むことができません。医師も人間ですから、慣れないことはやはり負担に感じるものです。産科医にとって定番ともいえる帝王切開の手術ですら、1カ月手術をしないだけで、次に行うときには緊張が走ります。

産科医が無痛分娩を十分に経験していなければ、患者さんに無痛分娩について質問されても、何が良いかを具体的に説明することができません。そのため、無痛か自然かで迷うようなときには「自然分娩でいいのでは」という説明になりがちです。

さらに自然な出産は、自然の摂理ですから、万一何かがあっても予測できない事故という説明で、産科医が〝責任を回避する〟ことができます。

一方、無痛分娩は、分娩も麻酔もすべて医師が管理するため、すべての責任を医師が負うことになります。こうした責任の重さも、医師が無痛分娩を避けたくなる要因の一つなのかもしれません。

痛みを取りきれないから「和痛分娩」？

それでは、まだ数少ない無痛分娩を行っている施設はどうでしょうか。

私の知る限りでは、同じ「無痛分娩」であっても、麻酔の使い方や分娩の進め方、痛みの取り方の程度などにはかなりバラつきがあるように感じます。

例えば、麻酔を始めるタイミングでは、出産の進行を妨げないために、陣痛が始まってから子宮口が４～５㎝開くまでは麻酔をしない、というケースも多いようです。この場合妊婦さんは、陣痛前半はずっと痛みに耐えなければなりません。

また急に出産が進んでしまった場合、麻酔の効果が間に合わず、強い痛みが残ったまま分娩になることもあります。「無痛分娩を選んだのに、とても痛かった」という声は意外に多くあるようです。

分娩の進み具合に合わせて、麻酔で痛みを完全にコントロールするには、実はかなり技術を要します。

そのため、痛みが完全にない状態を思わせる「無痛分娩」ではなく、陣痛の強い痛みが和らぐ、軽減するという意味合いで「和痛分娩」という言葉を用いる病院もあります。確かに痛みが多少残っても、強い痛みが和らげばいい、という考え方もあるかもしれませんが、分娩をする妊婦さんからしたら痛みは完全になくなったほうがいいでしょう。

また、分娩時は少し痛みが残っていたほうが上手にいきめる、という理由から、わざわざ痛みを少し残すという医師もいます。

これは誤解といえます。無痛分娩では麻酔によって下半身の感覚がなくなり、足が動かなくなったりするケースがあります。そうなるとうまくいきめない気がするかもしれませんが、腹部に力を込めることはできますから、陣痛のリズムに合わせて、きちんといきむことができます。それは、当院で出産された方々の声を読んでいただければ、よく分かると思います（第6章参照）。

安全かつ完全に、痛みを取る技術を磨く

私も開院当初は、自然陣痛の場合も計画分娩の場合も、出産が少し進んでから麻酔をスタートしていました。痛くなったら薬を入れるというやり方です。

鎮痛薬を投与してもすぐに痛みはなくなりません。痛み止めが効くまでにタイムラグがあるのです。一定時間痛みがなくなりますが、薬が切れると痛くなるので、また薬を入れます。これは、以前に勤務していた病院のやり方を踏襲したものです。しかし、このやり方では痛みは完全になくなりません。患者さんを見ていても満足度は高くなく、無痛分娩の方法を検討する必要があると感じました。

検討すべきは、①分娩方法と、②麻酔方法です。

①分娩方法

分娩方法では、自然陣痛が来るのを待つ方法と、計画分娩で日程を決めて入院して陣痛を起こす方法の2種類を、患者さんの希望に合わせて行っていました。

しかし、自然に陣痛が来てから麻酔を開始する方法では、いろいろと問題があることが分かってきました。

まず陣痛が来てからクリニックに来られるので、その間は痛みを感じます。そして、陣痛中に硬膜外麻酔（無痛）処置の体制（51ページ図D参照）を取るのは患者さんにはとても苦痛です。また、自然陣痛を待っていては赤ちゃんが大きくなり過ぎて難産になったり、帝王切開になったりすることがありました。

また初産婦の場合、子宮口があまり開かないうちに麻酔をすると陣痛が弱くなり、出産が進みません。途中から陣痛促進剤の点滴を追加するのですが、分娩時間は長くなる傾向がありました。反対に経産婦の方は、クリニックに着いたときには子宮口がすでに全部開いていて麻酔が間に合わないということもありました。

計画分娩で日程を決めて陣痛を起こす方法でも問題がありました。

経産婦の方は分娩が進みやすく、管理は比較的容易です。しかし、初産婦の方は分娩が進みにくい人がいて、すべての人が計画した日に出産できるわけではありません。

これは、世界中で共通した課題で、すべての初産婦が計画した日に分娩するのは不可能と考えられてきました。陣痛促進剤で陣痛を起こすことはできるのですが、子宮口が固くてなかなか開かず、分娩が進行するのに時間がかかる人がいるのです。その結果、計画分娩なのに計画どおりにならず、分娩まで何日もかかるということはよくあります。病院によっては月曜日に入院して出産が金曜日とか、計画分娩で入院したのに分娩が進まないのでいったん退院させられたなど、なんのために入院したのか分からない笑えない話が当たり前の医療としてまかり通っているのです。

よく計画無痛分娩を経産婦のみに実施している産婦人科がありますが、初産婦は計画どおりに生まれないので、医療技術的に難しいため計画無痛分娩ができないというのが実情なのです。

②麻酔方法

麻酔の種類や投与方法にも課題がありました。

開院当初は以前の病院で使用していた濃度の高い麻酔薬を使用していたのですが、濃度の高い麻酔を使うと痛みはよく取れて無痛になるのですが、回旋異常（胎児が体の向きを変えながら産道を進む際の異常）や難産が増える傾向があり、帝王切開になるかならないかの瀬戸際での器械分娩等が増える傾向にありました。麻酔が分娩の進行を妨げ、難産の原因になっていたのです。

そこで、分娩の進行を妨げない低濃度の麻酔に切り替えることにしました。低濃度の麻酔を使用した場合は、回旋異常の頻度は高まらず、むしろ分娩がスムーズに進むことが分かりました。しかし、赤ちゃんが下がってくるときに痛みを訴える人は多く、麻酔を追加しても痛みを取りきれないことがありました。

高濃度の麻酔は、痛みは取れるが回旋異常が増えたり難産が増える。低濃度の麻酔は、分娩をスムーズに進行させるが痛みが取れないことがある。この難しい課題を解決するため、私は医療用麻薬を混合し、低濃度の麻酔薬の効果を高めることにしました。この方法は一般の無痛分娩でよく行われる手法であり、当院でも取り入れてみることにしたのです。

すると赤ちゃんが下がってくるときの痛みは取れましたが、別の問題が出てきました。医療用麻薬の副作用で妊婦さんの嘔吐が頻発したのです。痛みは取れたが、嘔吐で苦しむ。なかなかうまくいかないものです。医療用麻薬の使用はすぐに止めました。嘔吐の副作用は許容できる範囲ではなかったからです。

何かいい方法はないかと思案を続けた結果、分娩の進行状況に合わせて麻酔薬を変え、陣痛の痛みを完全に取るという方法を見つけました。

これは産科医が麻酔を担当することで実現できる麻酔方法です。総合病院では分娩は産科医、麻酔は麻酔科医が担当するので、内診して分娩の進行に合わせたオーダーメイドの麻酔法は難しいのです。

通常は患者さんが痛みを感じたら麻酔ボタンをご自身で押して麻酔を追加するＰＣＡという管理方法が取られています。しかし、前述したように低濃度の麻酔では追加しても痛みを取りきれない場合があるため、当院ではあえて管理がラクなＰＣＡ装置を使う管理方法ではなく、患者さんの状況に応じて医師が適切な麻酔を施す、オーダーメイドの麻酔管理方法を選択しています。

無痛分娩で、なおかつ計画的に産むためには

私はさまざまな無痛分娩を行うなかで、最初から最後まで痛くない無痛分娩を行うためには、計画無痛分娩が最良だという結論に至りました。計画無痛分娩では、陣痛の開始から痛み止めの麻酔薬を入れられるからです。

しかし、計画無痛分娩にはまだ克服すべき課題がありました。前述した「初産婦さんに計画どおりに分娩していただくにはどうしたらいいか？」という課題です。

通常の計画分娩は、妊婦健診で内診をして子宮口の状態が出産に適した状態（子宮口が適度に開き、柔らかくなり、児頭が下がった状態）になっているのを確認し、入院日を決めて計画分娩を実施します。それでも、初産婦を中心に計画した日に生まれない人がいます。

陣痛促進剤で陣痛を起こしても子宮口が広がらずに分娩が進まない。これは世界中の産婦人科医が直面している解決できない大きな課題です。当院でも初めは同じ状況でした。

計画分娩をされた初産婦さんの90％は計画どおりに分娩できるのですが、計画の翌日の出産になる方が、10％程度の頻度でいました。出産まで時間がかかるといちばんたいへんなのは妊婦さんです。「いつ生まれるのだろう？」「ちゃんと元気に生まれてくれるかな？」と不安が高まりますし、体力的にも当然きつくなります。そうならないためにはどうすればいいのかと悩みました。

私がまず考えたのは、陣痛促進剤の点滴を朝早くから始めることでした。

当初は朝の9時から点滴していましたが、それを朝の6時から行うようにしました。それにより、分娩時間をたくさん確保でき、計画の翌日の出産になる人は減りました。

しかし、それでも子宮口が固く開かない方がいました。前日子宮口を広げるために入れた風船（バルーン）が翌日になっても子宮口から抜けていないのです。風船が抜けていれば3cm開いていてスタート準備ＯＫなのですが、風船が抜けていないと促進を始めても分娩が進まないのです。それを克服するためにさらに促進開始時間を3時間早めて朝3時スタートに。それにより、ほとんどの人が計画した日に分娩できるようになりました。

ところが、それでもまだ計画日の翌日の出産になる人がゼロにはなりません。子宮口の状態が十分に熟化していなくても、巨大児を疑う場合や胎児の状態によっては分娩誘発をしなければなりません。入院時に風船も入らないくらい子宮口が固い人（軟産道強靭といいます）がいて、そういう人は出産が計画日の翌日にならざるを得ないのです。

私は試行錯誤の末、ついに軟産道強靭に対する対策を発見することができました。専門的な話になるので割愛しますが、さまざまな工夫を分娩の進行に合わせて重ねていくことで、劇的に子宮頸管熟化が進み、短時間で子宮口が開くようになったのです。

その方法を発見してからは、子宮口の状態を考慮することなく、計画分娩日を決められるようになりました。妊婦健診で内診し、子宮口の状態を確認してから計画日を決める必要がなくなったのです。

現在、当院では予定日が決まったら、計画入院日をご自身で選べる出産日予約サービスを開始しています。妊娠37週から38週の間の好きな出産日を自分で選んでいただくというものです。妊婦健診中には一切内診をしません。患者さんが不快な内診をしないのはおそらく当院だけで、ほかの産科医が聞いたら驚いて絶対に信じない話だと思います。

予定日が決まれば出産日を決められる。そして予定した日に必ず出産できる。おそらくこれが実現できるのは当院だけです。

これにより、当院の計画無痛分娩は完全に計画した日に産むことができ、さらに完全に痛みがないという「完全計画無痛分娩」を実現できるようになりました。

【完全計画無痛分娩＝完全計画分娩（計画した日に分娩できる）＋完全無痛分娩（最初から最後まで痛くない）】

この完全計画無痛分娩は、分娩と麻酔の両方を極めないとできない、現代産科の最高レベルの医療技術です。そしてその方法を世界に先駆けて確立することができたのは画期的なことだと思います。

完全計画無痛分娩で、帝王切開率も減少

また完全計画無痛分娩を数多く実施していくと、帝王切開率が減ってきたことにも気づきました。

通常、帝王切開になる理由は、母体側の原因と赤ちゃん側の原因に分けられます。母体側の原因として多いのは、児頭骨盤不均衡による分娩停止です。赤ちゃんが大き過ぎるか、

お母さんの骨盤が狭いかで、赤ちゃんが降りてこないために分娩が進まず、帝王切開になります。

赤ちゃん側の原因では、胎児機能不全といって赤ちゃんの心拍数が下がって低酸素状態が疑われるときに、赤ちゃんを助けるために帝王切開に切り替えます。

当院の完全計画無痛分娩で、帝王切開が減った要因として次の3点が考えられます。

①赤ちゃんが大きくなり過ぎず、骨盤を通りやすい

38週前後の分娩とすることで巨大児が減り、赤ちゃんが骨盤を通りやすくなったことが挙げられます。これまでにも述べたように、赤ちゃんが必要以上に大きくなり過ぎると難産が増え、結果的に帝王切開も増えます。38週前後の分娩では、赤ちゃんが大きくなり過ぎることがなく、骨盤をスムーズに通れます。

②胎児機能不全（赤ちゃんが苦しい状態）が減ったこと

無痛分娩で使う麻酔には、血管を広げる作用があります。それによって胎盤の血流量が増加し、赤ちゃんにも多くの酸素を届けることができます。また、分娩時間の短縮によっ

表1 施設による帝王切開率の違い

	国立大学 付属病院	無痛分娩専門 クリニック	当院
無痛分娩数	275 人	455 人（※）	276 人
緊急帝王 切開数	29 人	57 人	2 人
無痛分娩の 帝王切開率	10.5%	12.5%	0.7%

※15人の非無痛分娩数を含む

表2 当院の完全計画無痛分娩のデータ（2021年1月〜5月）

	初産	経産	合計
無痛分娩数	198 人	78 人	276 人
緊急帝王切開数	2 人	0 人	2 人
帝王切開率	1.0%	0%	0.7%

表3 初産・経産の割合

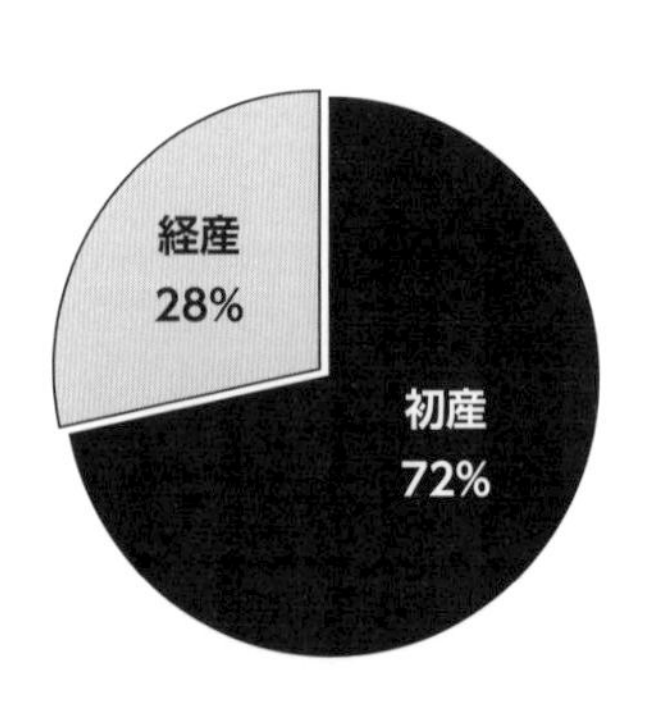

表4 年齢分布

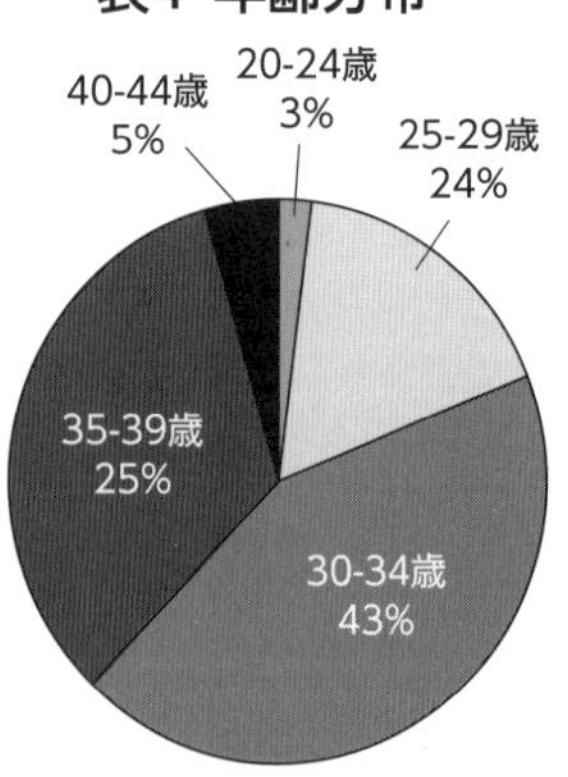

て赤ちゃんにかかるストレスが減り、赤ちゃんが苦しくなるケースが減り、帝王切開になるケースが減少しました。

③医療技術の向上

完全計画無痛分娩の方法を確立し、医療スタッフが分娩の進行状況を詳しく理解したことが帝王切開の減少にもつながっています。

実は産科施設によって帝王切開率は大きく異なります。自然分娩での帝王切開率の全国平均は15％程度といわれています。ある無痛分娩専門クリニックのホームページを見ると、無痛分娩を選んだ人が帝王切開になる確率は12・5％程度です。東京の国立大学付属病院でもやはり同程度の10・5％でした。それに対し、当院の完全計画無痛分娩の帝王切開率は、０・７％（２７６人中２人）となっています（表1参照）。この低い帝王切開率が今後も持続できれば画期的なことであり、他院では到底実現できない圧倒的に高度な医療レベルに達したといえます（表2参照）。

分娩における医師の役割

一般の人からは、分娩は赤ちゃんを娩出するだけという、単純なことに見えるかもしれません。しかし、妊娠中の経過から妊婦さんの体格、骨盤の形、赤ちゃんの大きさ、状態などは、すべて一人ひとり異なります。また初産婦と経産婦でも大きく違います。刻々と進んでいく分娩の流れのなかで、タイミングやリスクを的確に見極め、医学的な支援をするには、やはり医師の経験や技術がものをいいます。

がんの手術を受けるときは、名医を探して病院を決める方も多いでしょう。手術の成否が命に関わるからです。分娩に関していうと、医師の技量が、帝王切開率や母体と新生児の合併症の頻度に如実に表れます。技量の高い医師が分娩を担当すると帝王切開が減り、母体や新生児の重篤な合併症が減るのです。ちなみに当院では、開院以来1000人以上の赤ちゃんが産まれていますが、出産前後の母体搬送や新生児搬送は1件もありません。

出産を登山に例えると、この登山をガイドするのがいわば産科医の役割です。

自然分娩は、登山でいえば、道なき山を自分で歩いて登るようなものです。途中で雨に降られたり、落石があったり、道に迷ったり時には大変な苦労を伴います。それに対して無痛分娩は車を運転して山頂を目指すイメージです。道なき山を運転しながら登るので、迷って時間がかかることがありますが、雨が降っても落石があっても屋根（無痛）があるので快適です。

途中で道に迷ったときに正しい道をアドバイスしたり、危険だと判断したら登山（分娩）を中止し、ヘリコプターで救助（帝王切開）して山頂まで運ぶ（出産）といったことをするのが、ガイドである産科医の役目です。

そのため、ガイドによって危険の判断も異なります。経験豊富なガイドならこのまま登り切れると判断するケースでも、経験が足りなければ登山を中止し、ヘリコプターで救助することもあるでしょう。経験豊富なガイドであっても、このまま登り切れるか分からず、判断に悩むことはしょっちゅうです。帝王切開も立派な分娩方法なので、母子ともに元気なら帝王切開の判断は正しかったといえます。しかし、たいていの妊婦さんはできれば経膣分娩したいと思っていると思います。

完全計画無痛分娩は、登山に例えると、ガイド（医師）が運転する車に乗って最短コースで山頂（出産）を目指すようなものです。

ガイドもいつも同じ勝手の分かった山道をガイドするので、その道のことは誰よりもよく分かっています。3合目では落石に注意して朝6時頃到達、7合目では突風に注意して朝7時頃到達、山頂付近では霧で視界が悪くなるのでライトの準備が必要。朝9時には登頂完了（出産）。ルートも登頂時間もよく分かっているので、あと3時間ならヘリコプターの救助要請（帝王切開）をしなくても登り切れる、といった判断が可能になります。

しかし、自然分娩や通常の無痛分娩をガイドするときは、道なき山をガイドする必要があるので山をよく知ったガイドも大変です。あとどのくらいで山頂に到達できるのか、体力がもつのか見通しが立たない、それなら早めにヘリコプターの救助を要請（帝王切開）しようとなることもあります。その判断の差が、帝王切開率の差となります。医師の技術、経験、知識の差が帝王切開率の差となって現れます。

完全計画無痛分娩は、ガイド（産科医）にとっても安心して案内ができ、最短で目的地へとたどり着ける安全な登山道（出産方法）といえます。

共働き時代の、新しい分娩のスタンダード

今の時代は、妊婦さんも仕事をもっていて、夫婦共働きというケースがほとんどです。当院の妊婦さんにも、フルタイムで仕事をされている人や、職場で責任のある立場という人も多くいます。職業でいえば、公務員や医師や看護師、会社員、会社経営者、自営業、接客業などいろいろな職種の方が出産に来られています。

昔であれば結婚後も親と同居していたため、同居の親族が出産をしたお嫁さんの産後の面倒を見ましたが、今は産後に頼れる親族がいないというケースも少なくありません。そうしたなかで、妊婦さんの分娩時の負担が少なく、産後の回復も早い無痛分娩のメリットは、ますます大きくなっているのではないでしょうか。

特に完全計画無痛分娩は、共働きの夫も一緒に誕生の瞬間を喜び、家族でかけがえのない時間を過ごすことができる、すばらしい出産のスタイルだと思います。

一人の医師であり、プライベートでは父親でもある私から見ても、完全計画無痛分娩は妊婦さんにとってもご家族にとってもいいことずくめで、デメリットは特に思いつかない、

というくらいです。

完全計画無痛分娩は、夫婦でともに働き、ともに育児をしていく時代の、新しい出産のスタンダードになると私は確信しています。

これから出産される女性は、ぜひ自信をもって完全計画無痛分娩を選んでください。医療の進んだ現代に、痛みを取って産むことに、なにか後ろめたさや引け目を感じる必要はまったくありません。また産むのは妊婦さんご本人ですから、自分が納得できれば、〝周りの目〟を気にしなくてもいいのです。自然分娩より安全で安心だから、赤ちゃんのために完全計画無痛分娩を選ぶのです。

また妻が妊娠している男性は、ぜひ妻に無痛分娩をプレゼントし、出産の痛みから解放してあげてほしいと思います。大切な妻を気遣い、これからの家族の未来をより良いものにするためにも、完全計画無痛分娩を選択してほしいと思います。

ⅰ　日本産科麻酔学会ホームページ：無痛分娩Q＆A、2021年2月

ⅱ　佐々木和子：『母親の出産方法の選択と出産体験 その後の健康状態・育児に関する縦断的研究―妊娠期から産後1年の自然分娩群と硬膜外麻酔使用による無痛分娩群の比較―』、2018年

ⅲ　日本産婦人科医会：分娩に関する調査の概要、2017年

第3章

家族と「幸せな瞬間」の共有も！
完全計画無痛分娩のメリット

8割の妊婦さんが、完全計画無痛分娩を選択

前章までで、完全計画無痛分娩とはどういうものか、という概要はおおむね理解していただけたのではないでしょうか。

ただ、完全計画無痛分娩では実際にどのようなことを行うのか、どういう流れで出産が進むのか、といった具体的なイメージはまだ湧かないと思います。そこで、実際に当院で行っている完全計画無痛分娩について、詳しく紹介します。

これまでにも述べましたが、現在の日本では、一口に無痛分娩といっても、どの施設でも同じ産科医療が受けられるわけではありません。

皆さんもご存じのように、日本は国民皆保険制度が整っています。一般的な病気の治療では、どの病院、クリニックへ行っても一定の水準の「標準治療」が受けられるようになっています。保険制度によって治療の内容も細かく規定されているからです。

しかし出産は、医療保険の対象となる病気の治療ではありません。自由診療の一つにな

りますから、医療機関によって方針が異なりますし、医療の内容も異なっています。
ここで紹介するのは、あくまでも当院の取り組みです。ほかの施設では行っていないことも多いと思いますし、従来の「出産のイメージ」とは、少し異なるところもあるかもしれません。

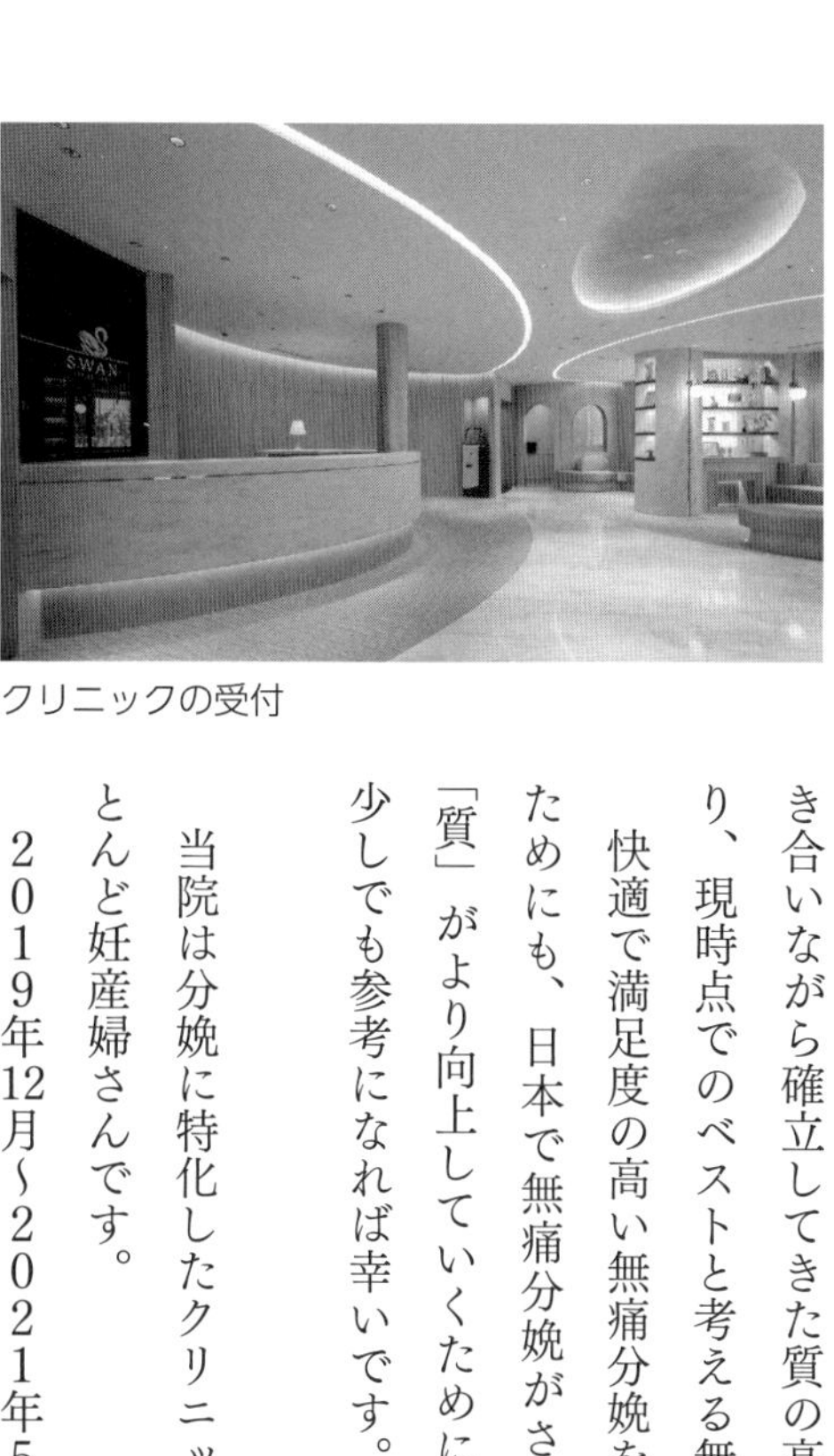

クリニックの受付

けれども、これは私が目の前の妊婦さん一人ひとりに向き合いながら確立してきた質の高い無痛分娩の方法論であり、現時点でのベストと考える無痛分娩のスタイルです。快適で満足度の高い無痛分娩を選べる妊婦さんが増えるためにも、日本で無痛分娩がさらに普及し、無痛分娩の「質」がより向上していくためにも、私たちの取り組みが少しでも参考になれば幸いです。

当院は分娩に特化したクリニックで、受診される方はほとんど妊産婦さんです。
2019年12月～2021年5月の1年6カ月で、手掛けた無痛分娩数は約760件。無痛分娩を行った人は全員麻酔の効果を実感され、また麻酔による重篤な合併症はゼロでした。

さらに分娩時に母体に重い合併症が起きた例や総合病院への救急搬送になった例はなく、生まれた赤ちゃんについても、新生児仮死により救急搬送した例もありませんでした。

2021年5月現在、当院で分娩をされる方の約8割が、完全計画無痛分娩を選択されています。

当院の完全計画無痛分娩の特徴としては、次の5つを挙げることができます。

①完全に痛みをなくすことを目的とする、妊婦さんのための出産
②赤ちゃんにとっても、ストレスの少ない出産
③帝王切開をなるべく避ける出産
④出産計画日に出産することができる
⑤より安全に、快適な環境で出産に臨める

それでは、順番に説明していきます。

岩本式・完全計画無痛分娩の特徴①

完全に痛みをなくすことを目的とする、妊婦さんのための出産

当院の計画無痛分娩の特徴の第一は、分娩時の痛みを減らす和痛分娩ではなく、完全に痛みをなくすことを目的としていることです。

ほかの施設でよく行われているように、自然な陣痛が来て痛みを感じてから麻酔をする、子宮口が開いてから麻酔をする、というスタイルではありません。また、いきむ力を残すために分娩の最後まで少し痛みを感じる程度に麻酔する、というのでもありません。陣痛の最初から分娩が終わるまで、最大限、痛みをなくすことを目標に麻酔を行っていきます。

痛みというのは体の防御反応であり、いってみれば体の悲鳴です。長時間にわたって陣痛の痛みを我慢することは、体力を激しく消耗させますし、肉体的・精神的なダメージも大きくなります。ですから私は陣痛の初期から「痛みがあったら、少しでも我慢しないで医師に伝えてください」と説明しています。

実際にほとんどの妊婦さんは、完全に無痛の状態で分娩されています。ただ、痛みの感じ方には個人差があります。なかには少数ですが、麻酔は十分に効いていても、赤ちゃんが降りてくる圧迫感などを痛みと感じるケースもあるようです。

そのような場合は、妊婦さんに症状を確認しながら、麻酔の使い方を変えたり、麻酔を入れるチューブの状態を調節したりしながら、痛みを取るために対処します。

そうした細かい工夫によって、麻酔の効果を感じられなかったという症例はこれまでに1例もありません。

前述したように、出産の進み方に合わせて完全に痛みをコントロールするのは、産科医の私が出産の管理と麻酔の管理を両方行っているから実現できることでもあります。

さらに、無痛分娩では、麻酔の効果で骨盤の筋肉が緩み、産道（膣や会陰）の組織も伸びやすくなります。会陰が裂ける会陰裂傷や、会陰を切って赤ちゃんを出やすくする会陰切開も少なくなりますし、傷もより小さくなります。

また麻酔が効いているため、会陰の傷を縫うときもまったく痛みを感じません。自然分娩でも、会陰を縫合するときは局所麻酔をしますが、それだけでは十分に痛みが取れないこともあります。

無痛分娩では、分娩後の処置も無痛で快適です。

岩本式・完全計画無痛分娩の特徴②

赤ちゃんにとっても、ストレスの少ない出産

一般に無痛分娩というと、分娩する母親の負担が少ない点が強調されることが多いと思います。当院の計画無痛分娩は、妊婦さんだけではなく、赤ちゃんにとっても負担やストレスの少ない出産となっています。

よく出産のときに医師や助産師が「お母さんだけでなく、赤ちゃんも頑張っていますよ」と声を掛けることがあると思いますが、それは医学的にも正しいことです。

陣痛の間は母親が苦しいだけでなく、赤ちゃんも陣痛のストレスと闘っています。

陣痛から分娩にかけては子宮が強く収縮し、子宮や胎盤に流れる血流が少なくなります。

血流が減ると赤ちゃんに供給される酸素も少なくなりますから、小さい体に大きいストレスがかかることになります。

無痛分娩の場合、麻酔に血管を広げる作用があります。それによって胎盤の血流量が増加し、赤ちゃんにも多くの酸素を届けることができます。

また、麻酔によって骨盤の筋肉や膣の出口も柔らかくなりますから、赤ちゃんが外へ出ようとするときの抵抗が少なくなり、赤ちゃんにとってもラクな分娩になります。

さらに、自然分娩や一般的な無痛分娩では、陣痛から分娩までがかなり長時間にわたることがあります。その場合、赤ちゃんが過度なストレスに長く晒されることで、心音低下や羊水混濁（58ページ）が起きてくることがあります。これらは、赤ちゃんの命にも関わる危険な兆候です。

東京の高度周産期医療センターのデータでは、陣痛が始まってからの無痛分娩は自然分娩よりも羊水混濁の頻度が増え、分娩時間が長くなり、分娩後出血が増えます。しかし、当院の完

分娩時間と羊水混濁率の比較

		羊水混濁率	初産婦の分娩時間
周産期医療センター	自然分娩	21.6%（278/1289人）	約10時間
	自然陣痛からの無痛分娩	28.0%（571/2045人）	約14時間
当院	完全計画無痛分娩	0.4%（1/276人）	約6時間

全計画無痛分娩では羊水混濁はほとんど起きませんし、分娩時間も大きく短縮し、分娩後の出血は増えません（右ページ表参照）。

このことを鑑みると、完全計画無痛分娩と自然陣痛からの無痛分娩は、似て非なるもの、まったく別の分娩だということが分かると思います。

自然陣痛からの無痛分娩は、分娩途中からの痛みを取るだけで、分娩方法としては自然分娩に劣る部分があります。それに対して完全計画無痛分娩では、最初から最後まで無痛であることに加えて母子のリスクを減らすので、分娩方法として自然分娩よりも圧倒的に優秀といえます。それが羊水混濁率の差にも如実に表れています。

岩本式・完全計画無痛分娩の特徴③

帝王切開をなるべく避ける出産

当院の完全計画無痛分娩は、自然分娩やほかの施設の無痛分娩に比べ、帝王切開率が大幅に低くなっています。38週前後の計画分娩とすることで赤ちゃんが大きくなり過ぎることが原因（児頭骨盤不均衡）の帝王切開を減らせます。

通常、出産予定日は「40週0日」で計算されますが、妊娠37週〜40週は、お母さんの体も赤ちゃんもともに出産の準備が整っている「正期産」になります。38週前後にもなれば、赤ちゃんは十分に成熟していますし、体重も2500g以上になり、出産に最も適した状態になっています。

しかし、自然分娩で自然に陣痛が起こるのを待つと、陣痛が来るのが予定日を超えることも多く、赤ちゃんが大きく育ち過ぎます。3500gを超える赤ちゃんは低血糖になりやすいなど、赤ちゃんにとっても育ち過ぎは良くないことが知られています。

赤ちゃんが大きくなり過ぎた場合、分娩のときに母親の骨盤を通過できず、帝王切開になる確率が高くなります。帝王切開でなくても難産になりやすく、特に赤ちゃんの頭が出ていても肩が引っかかって出られない肩甲難産が起こりやすくなります。

肩甲難産では、分娩時の赤ちゃんのケガ（骨折や神経の損傷など）や、新生児仮死の危険性が高くなります。また母親の産道の損傷も大きくなりやすく、出血も増加するので、母親にとっても赤ちゃんにとっても負担が大きくなります。

また一般的な無痛分娩では、麻酔の弊害として、赤ちゃんの回旋異常の増加や微弱陣痛などが生じ、分娩に時間がかかり過ぎたり、分娩停止で緊急帝王切開になったりすることがあります。

それに対し、当院では母子のいちばん安全なタイミングで陣痛を起こして、母子のリスクを減らすことで、帝王切開を避けることができます。

なんの根拠もない「赤ちゃんのタイミング」を待つよりも、「38週前後で2500g以上に赤ちゃんが成長した時点」が母子ともに安全なタイミングです。しかし、それが分かっていてもその時点で計画的に出産にもっていくことが産科技術的に難しいので積極的に行っている施設はありませんでした。

私は世界に先駆けて「38週前後で2500g以上に赤ちゃんが成長した時点」で計画どおりに出産できる方法を確立した結果、帝王切開率も低く抑えることができるようになりました。私の知る限りでは、当院は最も帝王切開率の低い病院です（86ページ参照）。今後は帝王切開を限りなくゼロにできるように最良のタイミングでの完全計画無痛分娩を、より洗練させていきたいと考えています。

ちなみに2018年8月、世界的な医学雑誌「The NEW ENGLAND JOURNAL of

MEDICINE」に、計画分娩についての報告が掲載されました。

それは、「全米41施設で調査した結果、計画分娩は自然分娩に比べて周産期死亡や重篤な新生児合併症の頻度が少なく、帝王切開率を下げる」という内容です[iv]。

世界的にも、計画分娩の優位性が認められてきています。

岩本式・完全計画無痛分娩の特徴④

出産計画日に出産することができる

出産の計画日は、あくまでも予定であり、分娩の進み具合によってずれることもある。そういうイメージをもつ人は多いかもしれません。実際に他院では、計画分娩で入院したにもかかわらず、出産がなかなか進まず、出産が計画日から3日も4日も遅れるケースもあります。

しかし当院の計画無痛分娩は、計画したその日に産むことができます。経産婦でも初産婦でも100%、計画日に出産されています。

計画した日に出産できると、長い陣痛で母親が体力を消耗することがありません。計画どおりに出産が済めば、入院が長引くことがないため、入院費用も節約になります。

自然分娩の平均所要時間は初産婦で12～15時間、経産婦で6～8時間といわれています。それに対し、当院の完全計画無痛分娩の所要時間は、平均して初産婦が6時間、経産婦が3時間と、自然分娩のおよそ半分の時間で済みます。痛みがないという点でも体力を温存できるため、産後の育児もスムーズに始められます。

また計画どおりの出産は、妊婦さんのご家族にとってもメリットが大きいです。立ち会い分娩の場合はもちろん、入院に合わせて家族で宿泊をする場合も、家族の予定を立てやすいからです。夫や上のごきょうだいが立ち会う出産は、お母さんと赤ちゃんだけでなく、ご家族皆さんの一生の思い出になるはずです。お子さまの立ち会い分娩はおすすめです。産まれた赤ちゃんを見て手をたたいて喜ぶお子さま、何が起きたか分からずポカンとしているお子さま、びっくりして泣くお子さまなど反応はさまざまです。産まれた赤ちゃんとともに上のお子さまの様子も一緒にビデオに撮影しておくといい記念になると思います。無痛分娩は家族出産を幸せな家族の時間にしてくれます。計画入院日は出産の3カ月前に決まるのでご主人も仕事の休みをとって是非一緒に宿泊に来てください。

なお、計画無痛分娩を予定している人でも、計画日よりも前に陣痛が来ることがあります。その場合は24時間365日麻酔に対応をしていますので、安心して完全計画無痛分娩を選んでいただきたいと思います。

岩本式・完全計画無痛分娩の特徴⑤

より安全に、快適な環境で出産に臨める

無痛分娩の利点として、母親や赤ちゃんに予期せぬ事態が起きたときにも、いち早く対応できることも挙げられます。

例えば、分娩時に、母親に外陰部血腫などの予期せぬ重い合併症が起きたときにも、ほかの麻酔を追加することなく、すぐに処置に取り掛かることができます。その結果、出血を最小限に抑え、輸血を避けられます。

また、分娩中に急に赤ちゃんの心拍数が低下して緊急帝王切開になった場合も、ほかの麻酔を追加する必要がないため、すぐに帝王切開をスタートし、赤ちゃんを救い出すことができます。

さらに妊娠38週前後の計画分娩では、赤ちゃんの胎内での突然死を未然に防ぐことができます。頻度としてはかなり低いのですが、妊娠39週の妊婦健診では異常もなく元気だった赤ちゃんが、妊娠40週になって胎動がなくなり、急いで受診してもらい調べてみると胎内で死亡していた、という突然死が起こる例があります。

妊娠38週前後に計画的に分娩することで、こうした予期できない胎児死亡を未然に回避することができます。

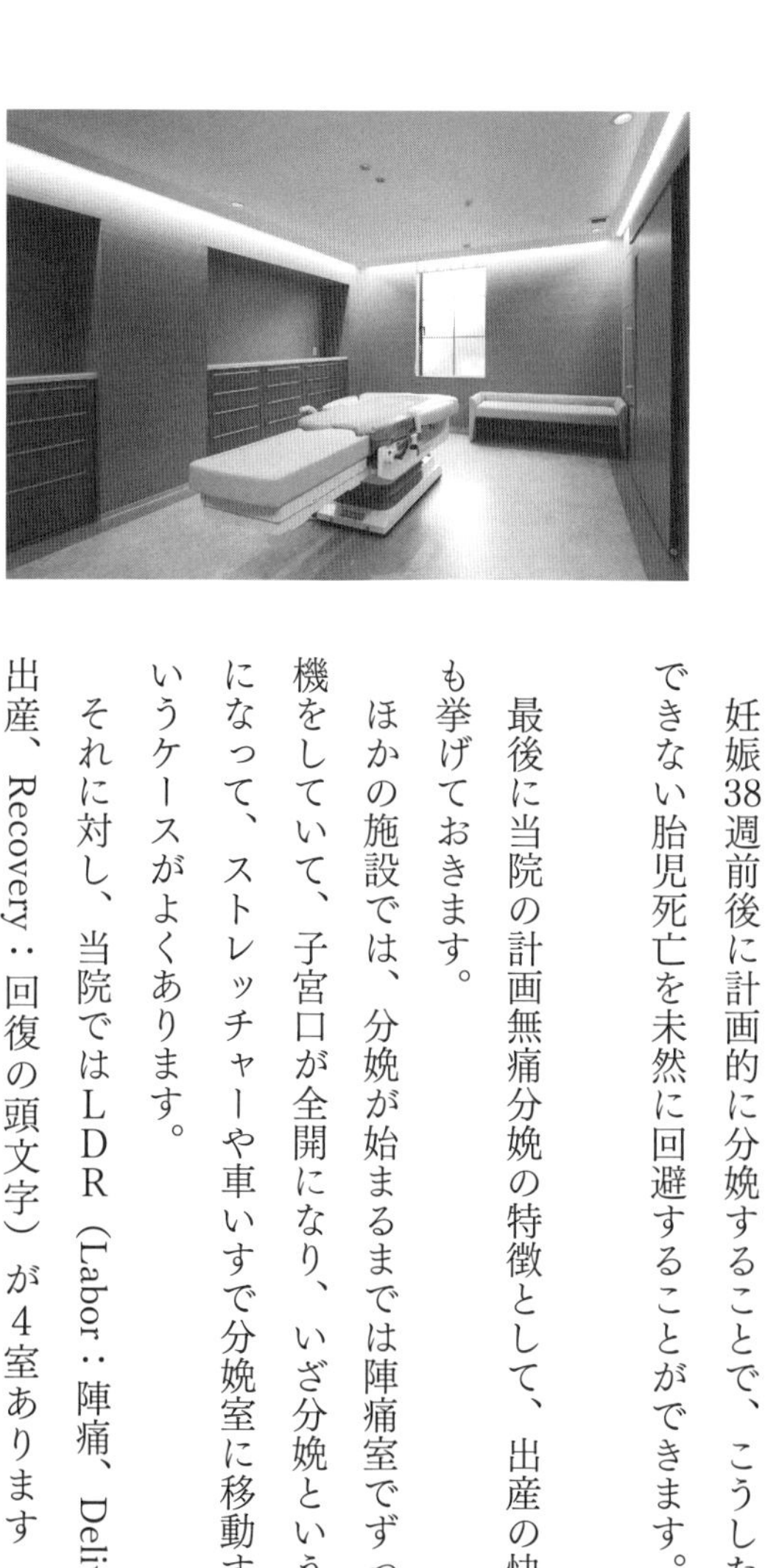

最後に当院の計画無痛分娩の特徴として、出産の快適性も挙げておきます。

ほかの施設では、分娩が始まるまでは陣痛室でずっと待機をしていて、子宮口が全開になり、いざ分娩というときになって、ストレッチャーや車いすで分娩室に移動するというケースがよくあります。

それに対し、当院ではＬＤＲ（Labor：陣痛、Delivery：出産、Recovery：回復の頭文字）が４室あります（上写真)。

LDRでは、陣痛開始から分娩、産後の回復までをずっと同じ部屋で過ごすことができます。分娩直前の緊張感の中で、部屋を移動する負担や煩わしさがありません。分娩中に緊急帝王切開をすることになった場合も、部屋を移動せずにすぐにその場で手術を行うことができるため、時間のロスがありません。

また、4室のLDRはそれぞれ広さが異なり、最も広いタイプでは大人3名、子ども3名までの立ち会いが可能です。家族がそろってにぎやかに、赤ちゃんの誕生を迎えたいというご希望がある場合も、対応できるようになっています。

そのほかにも、産後に入院する19室の客室はすべて個室です。相部屋とは違い、ほかの産婦さんやその家族に気兼ねをすることはありません。産後の指導なども各客室を助産師が回って行いますので、知りたいことを遠慮なく質問できます。

とにかく「クリニックに滞在している間は、すべての方に快適に過ごしてほしい」という気持ちで医療・サービスを行っています。

完全計画無痛分娩の基本的な流れ

当院では、妊娠の判定から妊婦健診、分娩入院、産後ケアまでを行っています。完全計画無痛分娩の大きな流れとしては、妊娠12週（妊娠4カ月）～28週（妊娠7カ月）に、出産計画日を予約し、定期的に妊婦健診を続けます。そして計画日の前日に入院し、計画日に出産というかたちになります。計画日は妊娠38週前後となります。

計画出産日の決め方は、ご本人が希望の日を選ぶ方法（有料）と、当院が決めた日を計画日とする方法（無料）があります。

妊娠期間中は、妊娠中に必要とされる栄養を摂り、心身ともに健やかに過ごしていただければ大丈夫ですが、体重の増え過ぎには注意が必要です。

また、臨月の直前になる妊娠35週以降は、特に積極的に体を動かしていただくように指導しています。この時期に安静にし過ぎると出産が進みにくい傾向がありますので、出産に適した体づくりをしていただくのが目的です（139ページも参照）。

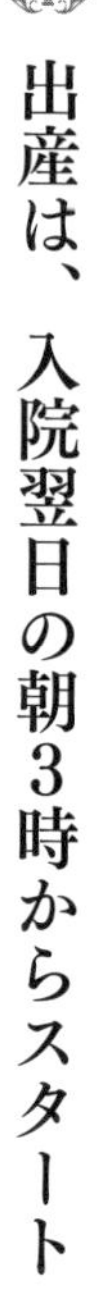

出産は、入院翌日の朝3時からスタート

入院した日には内診を行います。妊婦健診の検査でも経膣の超音波検査などはありますが、産科医が指を入れる内診をするのは、このときが初めてになります。

内診をして子宮口の状態や柔らかさなどを確認し、子宮口を開くために風船（バルーン）を入れます。さらに陣痛を誘発するため陣痛促進剤の飲み薬を初産婦の方には服用してもらいます。

その後、硬膜外麻酔の準備を行います。腰のあたりに針を刺し、麻酔を入れるための管（カテーテル）を挿入します。腰に針を刺すのが痛そう、怖いと思う人も多いようですが、当然、痛みの少ないように実施しますので心配は無用です。処置にかかる時間も10分程度ですぐに済んでしまいます。

管が挿入できたら針を抜き、管だけをテープで腰に固定します。この状態になれば仰向けに寝ても管が外れることはありませんので、起きているときも就寝時も普段どおりに過ごすことができます。

前日のうちに陣痛が始まり、痛みを取りたいという希望があれば麻酔を開始することもあります。

分娩計画日当日は、朝の3時から出産の準備を始めます。なぜ、そんなに早くからスタートするのかといえば、計画日に出産を終えたいからです。

通常の産科施設では、計画分娩でもスタートが朝9時で、出産が長引けばその日は陣痛促進を中止して、翌日に陣痛促進を再開します。

当院では、計画日の夕方までに分娩を終えるため、だんだんとスタートが早まり、最近は朝3時が定着しました。この時間から仕事を開始する産科医もそういないと思いますが、スタートを早くして、計画日に出産が終われば、ご出産される妊婦さんにとっていちばんなので、私はこの方法を採用しています。

妊婦さんたちも、朝の3時スタートと聞いて最初は驚きますが、入院後は緊張してあまり眠れないという人がほとんどですので、むしろ早く始まって良かったとの声が圧倒的に多いです。

95%の人が予定日の午前中に出産

朝3時からは、出産を進めるために陣痛促進剤の点滴をします。それと併せて、前日背中に入れた管から硬膜外麻酔薬の投与も行っていきます。20分もすれば麻酔が効き始めますから、本格的な陣痛の始まる頃からほとんど痛みは感じません。麻酔によって下腹部から足にかけての感覚はだんだん失われますが、陣痛でおなかが張る感覚は分かりますし、多くの場合、足も動かすことができます。両足がしびれて、正座したあとのような感覚とおっしゃる方が多いです。トイレは、排尿に関わる神経も鈍くなるので定期的に導尿します。それ以外の上半身は普段と変わりがありませんし、意識もずっとはっきりしています。

この時期の妊婦さんたちは音楽を聞いたり、付き添いのご家族と話をしたり、スマホを見たりしながら、リラックスして過ごしています。なかには寝ている方もいらっしゃいます。またこの間に、人工破膜を実施します。赤ちゃんを包んでいる卵膜を破るのです。羊水が出てきますが心配いりません。

その後、子宮口の開き具合などをときどき確認します。子宮口がなかなか柔らかくならず、固い状態が続くときは、出産の進行を支援するための処置を適宜行います。

赤ちゃんがだんだん降りてくるとともに痛みの場所が移動しますから、分娩の進行に合わせて麻酔の種類や濃度を調節し、痛みがない状態を目指して管理します。両足がしびれているが自由に動かせる、陣痛の痛みはないという状態がベストですが、痛みがあるようなら麻酔をどんどん追加していきます。そうするとだんだん足が動かなくなります。それだけ麻酔が効いているということです。足が動かなくても分娩のときにいきむことはできますのでご安心ください。

そうして子宮口が全開（10㎝大）になったら、いよいよ分娩です。妊婦さんは数分間隔で起こる陣痛の波に合わせて、ぐっと腹部に力を込めていきみます。

妊婦さんのおなかにつけたモニターでも、陣痛の子宮収縮の強さや赤ちゃんの心拍等を確認できるため、モニターを見ながら医師や助産師が声を掛け、タイミングを合わせていきんでいきます。

陣痛の波に合わせて「いきむ―休む」という分娩を開始して、初産婦さんでも平均して

30分～1時間ほどで赤ちゃんが出てきます。経産婦さんの場合、数回いきむだけで、するりと赤ちゃんが生まれ出ることもあります。

無痛分娩では麻酔によって産道や骨盤の筋肉なども緩んでいるため、自然分娩に比べると、本当に驚くほどスムーズな出産となることがあります。また分娩による会陰の傷も小さいうえ、麻酔が効いていて会陰縫合もすぐに終わります。

産後はゆっくり体を休めてもらいながら、母子ともに問題がなければ、希望があればお母さんが赤ちゃんを胸に抱くカンガルーケア（早期母子接触）をしてもらいます。立ち会いのご主人も生まれたてのわが子を抱っこしたり、触れ合ったりすることができます。

現在は、朝3時に陣痛促進剤をスタートし、経産婦の方では朝7時前後、初産婦の方は朝9時前後に出産される方が多いです。完全計画無痛分娩で分娩される人の約95％は、出産計画日の午前中には出産が終わっています。

残りの5％は、もう少し時間がかかり、午後の出産になります。ほとんどの方は、ご本人の頑張りにより経膣分娩されますが、０・７％が帝王切開です（２０２１年5月現在）。

出産は一大ライフイベント、完全計画無痛分娩は、「家族の立ち会い」の価値が違う

当院では、ご家族立ち会いでの出産をおすすめしています。私はこれまでにのべ1万数千人以上の出産に携わっていますが、今も毎日実感しているのが、「出産は人生のなかで最高に幸せな瞬間」だということです。出産は、結婚式や新婚旅行と並ぶ家族で楽しむ一大ライフイベントなのです。

妊婦さん本人が希望するのであれば、家族全員で立ち会い、すてきな思い出をつくっていただきたいと思います。お父さんとなるご主人はもちろんですが、第二子、第三子の出産では上のお子さんもぜひ立ち会ってください。新しい家族の誕生の瞬間を共有することで家族の絆が強まり、かけがえのない思い出になります。無痛であればお母さんも苦しむ姿を見せることなく穏やかに産むことができるので、家族みんなで感動を分かち合うことができます。上のお子さまがいる場合は、見守ることで生まれてくる赤ちゃんへの思い入れが強くなり、兄弟姉妹のけんかも減ります。

小さな子どもの立ち会いは、子どもがじっとしていられないのでできないと考えてい

らっしゃる方が多いですが、無痛分娩は出産時間をコントロールできるので、そんな心配は無用です。当院では出産直前までご主人とお子さまは客室で過ごしていただきます。そしてあと数回いきめば生まれるというタイミングでご主人とお子さまにお部屋からＬＤＲに移動していただきます。そうすることで、ＬＤＲにお子さまが到着したらすぐに出産なので、お子さまがじっとしていられないということはないのです。

完全計画無痛分娩では、妊婦さんや赤ちゃんの負担が少ないですが、立ち会うご家族もストレスを感じることがなく、落ちついて立ち会うことができます。

自然分娩の立ち会いでは、痛みに叫ぶ妻を前にして、夫のほうがひるんでしまい、何もできずに立ち尽くすだけ、という場合もあります。なかには、夫の気分が悪くなる例もあるため、立ち会う夫を対象に、事前に講習会を受けるように義務付けている病院もあります。

しかし、当院の計画無痛分娩では、そうした心配はまったくなく、事前の講習会等も必要ありません。分娩の間、夫も落ちついて「頑張って」「もう少しだよ」と励ましていますし、赤ちゃんが誕生したあとも「割と余裕があったね」とか「痛みがなくて良かったね」と、夫が妻にねぎらいの言葉を掛けています。

また、上の子が立ち会う場合も、自然分娩では、母親の危機的な姿を見て怖くて泣いてしまうことがありますが、無痛分娩ではそうした心配はありません。

むしろ、赤ちゃんを産んでいるお母さんが上の子を気遣って「もう少しで赤ちゃんが生まれるよ」「一緒に頑張ろうね」と声を掛けていることも珍しくないものです。

そうしてお母さんと赤ちゃんの頑張りを実際に目にすることで、上の子にも、自分はお兄ちゃん、お姉ちゃんになるんだという自覚が生まれるようです。生まれた赤ちゃんをとてもかわいがり、お世話を手伝ってくれるという話も聞きます。


また立ち会い分娩では、一部始終をビデオ撮影していただいてＯＫです。

ただスマートフォンを手にして分娩台の周りを動き回るのは危険ですので、撮影は三脚を使った定点撮影をお願いしています。わが子の誕生の瞬間を記録した貴重な映像になるはずです。なお、誕生後に、赤ちゃんや家族の写真を撮るのにスマートフォンを使っていただくのは問題ありません。

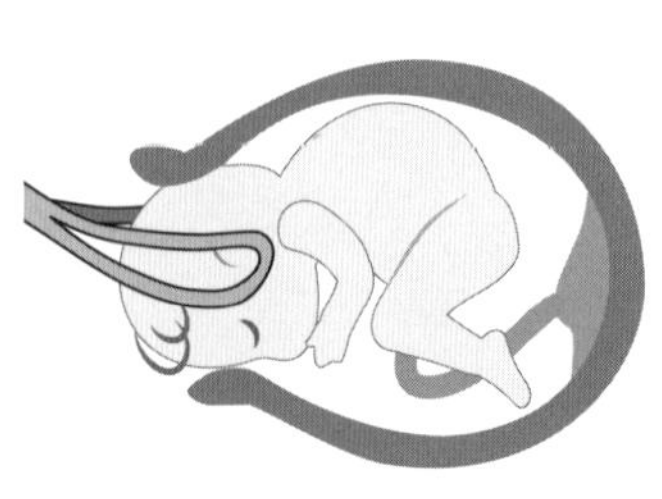

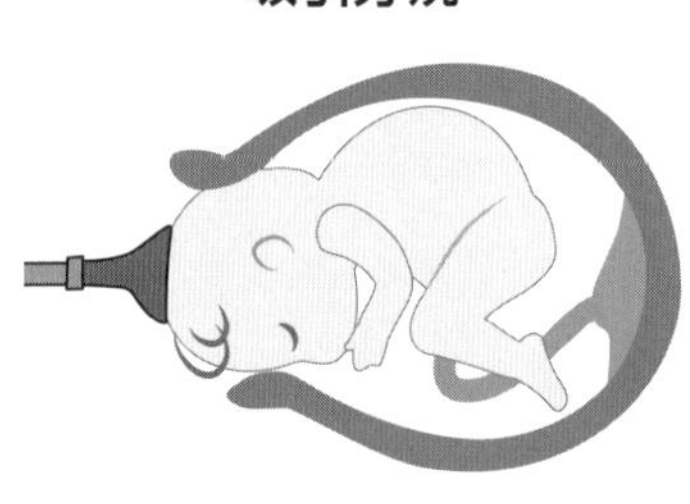

吸引・鉗子分娩は、赤ちゃんを助ける有効な手段

一般的な無痛分娩では、麻酔によっていきむ力が弱まり、吸引分娩、鉗子分娩といった器械分娩が増えるといわれています。器械分娩のうち、吸引分娩とは、医療用の吸引カップを赤ちゃんの頭に取り付けて密着させ、吸引器の吸引力を使いながら、赤ちゃんが外に出るのを助ける方法です。

一方の鉗子分娩の鉗子とは、大きいトングのような特殊な道具です。これで赤ちゃんの頭をはさむようにして、妊婦さんのいきみと同時に赤ちゃんを引き出し、出産を助けます（上図参照）。

当院の計画無痛分娩でも、一定の方は器械分娩を経験されます。器械分娩になるのは、出産がなかなか進まずに赤ちゃん、あるいは母親に危険が及ぶことが予想される場合です。

赤ちゃんがなんらかの理由で産道を進めず、分娩に時間がかかると、胎児心拍の低下や、羊水混濁などのリスクが高くなります。こういう場合は、産科医がタイミングを見計らい、器械分娩に変更します。また母親に高血圧などの持病があり、長時間の分娩が母体の負担になり過ぎるときにも器械分娩になる場合があります。

器械分娩は、難産の症例で行われることも多く、一般的にはリスクが高いイメージがあるようです。無痛分娩について解説した書籍や雑誌などでも、無痛分娩のデメリットとして器械分娩の増加を挙げていることがあります。

けれども、十分に経験を積んだ産科医が行う器械分娩であれば、問題となる合併症が起こることはほとんどありません。

むしろ、吸引分娩や鉗子分娩を適切に行うことで分娩が進めば、赤ちゃんの負担も母体の負担も軽減することができます。吸引器や鉗子を使って赤ちゃんが産まれれば、帝王切開をしなくて済みます。私自身は、器械分娩は出産を補助する有効な手段の一つ、と考えています。

ただ正直にいうと、ここは産科医の技術が関わるところでもあります。母親の骨盤の形や赤ちゃんの位置を見極めたうえで、どういう角度で、どう引っ張ると赤ちゃんが出られるか、という職人技が必要になります。産科医が複数いる病院では、A医師がいくらやっても赤ちゃんを出せないのに、B医師がやると出せるということが実際に起こります。

ですから、どの施設でも当院と同じことがいえるわけではないかもしれませんが、当院の例でいえば、器械分娩になったとしても特に心配はいりません。産科医が責任をもって手伝いますから、出産を一緒に進めていきましょう。

帝王切開になっても、安心してほしい

計画無痛分娩を予定されていた人でも、確率は低いですが、緊急帝王切開になることがあります。予定していた出産ができないのは残念かもしれませんが、赤ちゃんとお母さんの命に勝るものはありません。

産科医が責任をもって手術を行いますので、安心して手術を受けてください。

当院の計画無痛分娩から緊急帝王切開になる場合、麻酔が十分に効いていますから、すばやく手術にとり掛かることができます。経腟分娩の場合と同じように、帝王切開でも、痛みを最大限に取ることを心掛けています。手術中はもちろん、術後の痛みに対してもしっかりと鎮痛薬を使います。産婦さんのストレスをできる限り軽減し、少しでも早い回復につながるように、というのが目的です。

実際に帝王切開のあとも、術後の痛みが少ないため、多くの褥婦さんが退院前には院内を普通に歩き回っておられます。

また、手術の傷もきれいです。美容形成用の細い糸で丁寧に縫合しますし、すべて溶ける糸を使用するため、抜糸の必要もありません。

こうしたさまざまな工夫により、緊急帝王切開になった場合も、入院期間は経腟分娩より1日長いだけで済みます。経腟分娩では、出産日を0日として産後4日、帝王切開では術後5日で退院ができます。

もちろん入院中はご家族と一緒に滞在して赤ちゃんのケアをしていただくこともできますし、退院後も、普通分娩の方と同じように通常の生活を送れます。

入院中も家族で滞在できる「出産家族旅行」

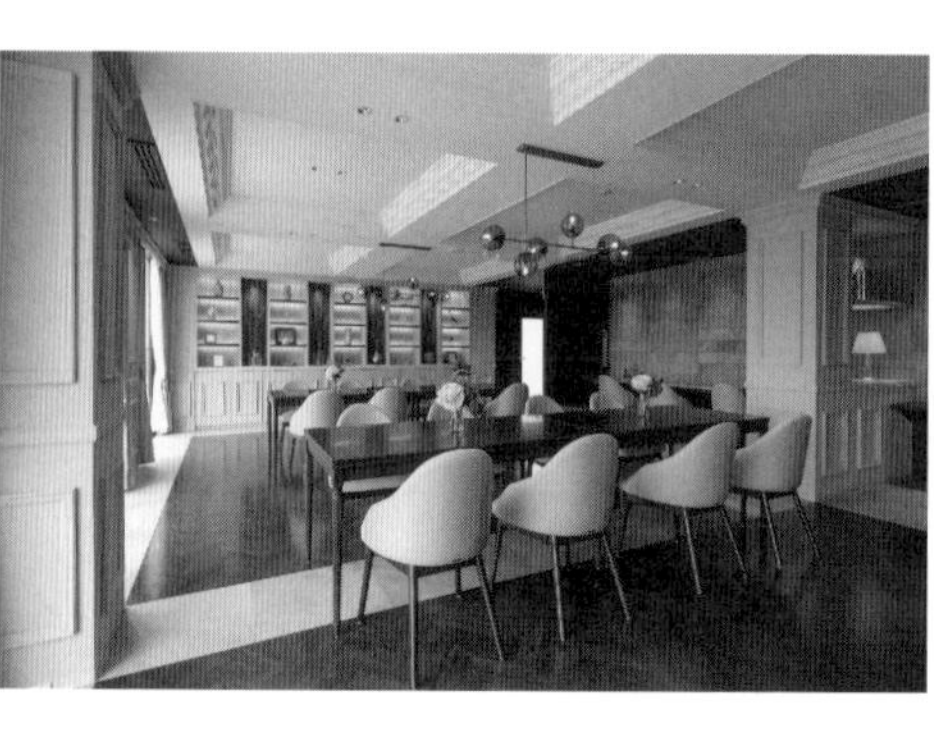

当院では、分娩のとき以外に、退院するまでの間もご家族でクリニックに滞在していただくことができます。

入院期間中、夫があらかじめ有給休暇を取って、ずっと妻と赤ちゃんと一緒に過ごすことも可能です。妻の入院中、夫はクリニックから職場に出勤し、仕事が終わったら夜にクリニックに戻り、妻と赤ちゃんと過ごすというケースもあります。

必要があれば、ご主人や上のお子さんの食事の用意もできますから、スタッフに希望を伝えてください（上写真はダイニングルーム）。

私はよく妊婦さんやご家族に、分娩のための入院というより「家族旅行」のようなつもりで、家族全員で来てくださいと話をしています。

分娩日の前日に入院、分娩翌日から4日で退院（帝王切開の場合は5日）ですから、新しい家族の誕生を祝う5泊6日の家族旅行という感覚で、家族そろって幸せな時間を過ごしていただければと思います。

当院は東京都北区にありますが、東京都内はもちろん、栃木県（宇都宮市・小山市）、神奈川県（横須賀市・横浜市・川崎市）、埼玉県（鴻巣市・川越市・さいたま市）、千葉県（千葉市・柏市・市川市）など遠方からもたくさんのご家族が〝出産家族旅行〟にいらしています。

遠方から来院されるときは、車で1時間30分ほどの距離が一つの目安になります。当院は首都高速王子北インターチェンジのすぐそばにありますので、アクセス良好です。当院での出産を希望されるときは、妊娠初期に分娩予約をして、妊娠34週までは地元で妊婦健診を受けていただき、35週と36週は当院で健診、37週で入院するという流れになります。

完全計画無痛分娩にかかる費用

この章の最後に、計画無痛分娩の費用について簡単に説明しておきます。

一般的に無痛分娩にかかる費用は、医療機関によって異なっていますが、通常の分娩費に、無痛分娩の費用として10万～20万円が加算される施設が多いようです。


当院で完全計画無痛分娩を選ばれる場合、通常の分娩費用に、無痛分娩の費用として20万円必要です（2021年5月現在）。

1回家族旅行をすれば、それくらいの金額はかかります。費用は、出産料金＋家族旅行料金（無痛分娩代）＝出産家族旅行代金と考えてください。まったく痛みがない状態で分娩をし、心身ともに安定した状態でわが子と出会うことができる。そして入院中の4～5日間、家族そろって誕生を祝い、幸せな時間を過ごすことができるのが、完全計画無痛分娩です。そこで得られる家族の絆や、かけがえのない時間を思えば、決して高過ぎる金額ではないのではないでしょうか？

トータルで完全計画無痛分娩（正常分娩）にかかる費用は、入院する居室のタイプや分娩時の医療処置によりますが、約１００万円から約１３０万円になります（２０２１年５月現在）。

健康保険から給付される出産育児一時金の直接支払い制度を使う場合、ここから出産育児一時金42万円を引いた額が自己負担となります。つまり、実質的な負担額は60万から90万円くらいです。

高額に見えますが、痛みのない出産、帝王切開率の低い出産、計画どおりに分娩できる安心感はプライスレスです。計画予定日に合わせて家族みんなで宿泊に来ていただき、旅行に行くのと同じような感覚で新たな命の誕生を祝ってください。出産は、結婚式や新婚旅行と並ぶ家族で楽しむ一大ライフイベントです。

ⅳ　Labor Induction versus Expectant Management in Low-Risk Nulliparous Women, The NEW ENGLAND JOURNAL of MEDICINE, August9, 2018; Vol379 No.6

第4章

完全計画無痛分娩だから叶う、妊娠中から産後までの充実したサポート

妊娠から産後までを一貫してサポート

完全計画無痛分娩による出産は、一般的な自然分娩のイメージからは想像もつかないほど、穏やかで落ちついた出産になることがほとんどです。

けれども、妊娠が分かってから出産までの約9カ月間の道のりは、いつも穏やかとは限りません。さまざまな不安や苦労もあるでしょう。

特に初めての妊娠という場合、だんだん変化していく妊婦さん自身の体について、またおなかの中の赤ちゃんについて、気になることが次々と出てくるものです。そうした妊娠期間の不安や疑問に寄り添い、妊婦さんと赤ちゃんがともに健やかに出産の日を迎えられるようサポートしていくことも、私たちの仕事です。

定期的な妊婦健診では必要な診察・検査を行うとともに、診察室で助産師が妊婦さんの疑問などを丁寧に聞く時間を大切にしています。

無事に出産することは一つのゴールではありますが、同時に子育てのスタートでもあります。退院後は夫婦二人だけの生活とは違う、子育ての日々が続きます。第二子、第三子の場合も、幼い子どもと赤ちゃんとで、それぞれの生活リズムができるまでは苦労も多いものです。当院では、育児に奮闘するお母さんを支える「産後ケア」にも力を注いでいます。

それでは、妊娠期間中の当院の取り組みから紹介していきます。

妊娠期間の過ごし方

妊婦健診のスケジュール

妊娠が判明し、医師が「妊娠おめでとうございます」と声を掛けたところから、マタニティライフがスタートします。

実際の妊娠は、受精卵が子宮に着床したところから始まりますが、妊娠週数はその前の最終月経が来た日を妊娠0日として計算します。そのため、いつもの周期で月経が来ず、妊娠の可能性に気づいたときには、妊娠2カ月になっています。

妊娠期間中は、時期に合わせて定期的に妊婦健診を受けていただきます。

妊娠のごく早期、妊娠3カ月までは、医師の指示に従って健診を受けてください。赤ちゃんの心音を確認したあと、住んでいる自治体から母子手帳を交付してもらい、必要な検査を行います。

妊娠4～6カ月は、特に異常がなければ、4週間に1回の健診です。ここで行うのは、尿検査、血圧測定、体重測定、むくみチェック、おなかからの超音波検査、助産師との面談などです。

妊娠5カ月以降の超音波検査では、エコー動画配信サービスを行っています。これは妊婦健診で撮影したエコー（超音波）動画をスマートフォン、タブレット、パソコン、携帯電話等に配信するサービスで、いつでも好きなときに動画を閲覧できます。仕事で妊婦健診に付き添えないご主人や、離れた地域に住むご両親、仲のいい友人などにも赤ちゃんのエコー動画を見せてあげられると、好評をいただいています。

さらに妊娠5カ月から8カ月までの期間は、通常の超音波検査に加えて、4Dエコー動画を見ていただくこともできます。4Dとは、赤ちゃんの動きが立体的（3D）に観察で

妊婦健診スケジュール

月数	週数		健診内容	検査
〜 3カ月	11週頃	2週間に1回	膣からの超音波 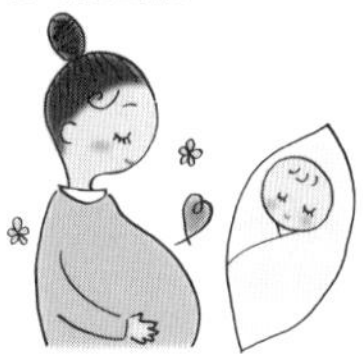	★血液検査 ♥子宮頸がん検査 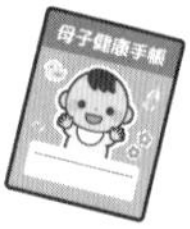
4カ月	12〜15週	4週間に1回の健診	・尿検査、血圧測定、体重測定、むくみチェック、おなかからの超音波、助産師とのお話 ➡妊婦健診時に毎回行います 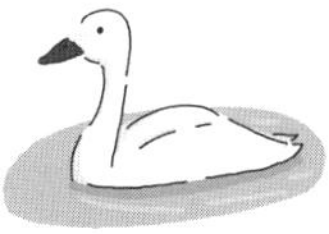	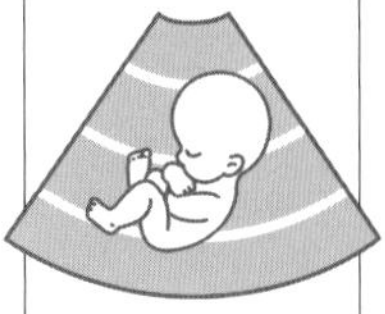
5カ月	16〜19週			
6カ月	20〜23週			
7カ月	24〜25週	2週間に1回の健診		
	26〜27週		・経膣超音波 （胎盤の位置の確認） 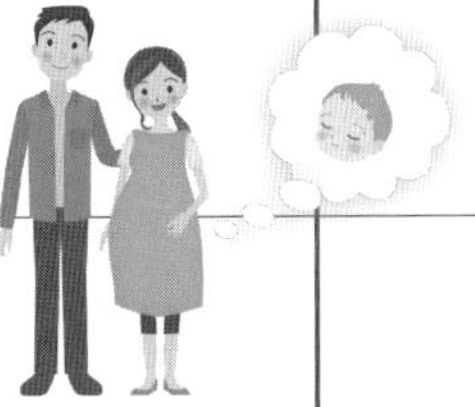	★血液検査 ♥クラミジア検査 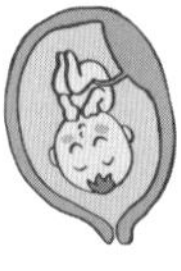
8カ月	28〜29週			
	30〜31週			
9カ月	32〜33週			
	34〜35週			
10カ月	36週	1週間に1回の健診		♥B群溶連菌検査 ★血液検査 ♪NST
	37週			♪NST
	38週		・38週前後で計画無痛分娩を実施	♪NST
	39週			♪NST
	40週〜			♪NST

計画日の予約受付（妊娠12週〜28週）

※状態によりスケジュール表とは経過が異なる場合もあります。

き、さらに経時的（4D）要素を加えたもの。つまり、おなかの中の赤ちゃんの立体的な動画が見られるということです。赤ちゃんの向きや妊娠時期によっては4Dできれいに映らないこともありますが、うまくすると、赤ちゃんの表情や動きや手足のかわいいしぐさなどが分かり、楽しい動画になります。

妊娠7カ月頃からは赤ちゃんが育ってきて、母体への負担も大きくなります。妊娠7カ月〜9カ月にかけては2週間に1回の妊婦健診を行います。体重を増やし過ぎないようにするとともに、妊娠中の合併症（138ページ）のリスクが上がらないように健康管理を続けていきます。

そして妊娠10カ月に入る妊娠36週以降は、いよいよ出産が迫ってくる時期であり、妊婦健診の頻度は、1週間に1回になります。計画無痛分娩では、妊娠38週前後に計画日を決めていますから、出産に向け、心身の準備を進めていきましょう。

妊娠期間中のそのほかの検査、赤ちゃんの検査

通常の定期妊婦健診に加え、妊娠期間中の主な検査には次のようなものがあります。医

師の指示に従い、必要な検査を受けてください。

・**血液検査**（貧血の有無や、感染症などを調べる検査）
・**子宮頸がん検査**
・**クラミジア検査**（流産、早産の原因となるクラミジア感染を調べる検査）
・**B群溶連菌検査**（新生児GBS感染症のリスクを調べる検査）
・**NST**（胎児心拍数モニター。おなかの張りと赤ちゃんの心音を機械で診る検査）

また、おなかの赤ちゃんについての詳しい検査もあります。通常の妊婦健診で行う検査と、希望される方に行っている検査があります。希望されるときはスタッフに伝えていただければと思います。

●出生前診断

おなかの中の赤ちゃんの染色体異常を調べる方法には、超音波によるNT（Nuchal Translucency）測定、採血によるNIPT・クアトロテスト、羊水を採取しての羊水染色体検査などがあります。

当院では、ご希望された方に妊婦健診時の超音波検査でNT測定を、妊娠15週で採血によるクアトロテストを行っています。これらは胎児の染色体異常の確率が分かる検査で、すべての障害が分かるわけではありません。

また、羊水染色体検査はご希望がある場合に、妊娠15～18週に行います。これは妊婦さんのおなかに針を刺し、羊水を採取して胎児の細胞を調べる検査です。これにより確定診断ができますが、300分の1程度の確率で流産が起こることがあるといわれています。

●胎児スクリーニング検査

通常の超音波検査より、より詳しく赤ちゃんの状態を調べる検査です。赤ちゃんに、生後すぐに治療が必要になるような重い異常がないかを主に調べるものです。超音波による検査のため、形態異常を伴わない各種の異常や障害、染色体異常などを調べることはできません。こちらも希望する方に妊娠20週から30週の間に行っています。

妊娠期間中の食事、運動などのアドバイス

妊娠中の食事や運動などの、生活面についてもアドバイスを行っています。体重コントロールや貧血予防などのためにも日々の食事は大切です。妊娠の経過に問題がなければ、適度に体を動かしたほうが体力もつきます。リフレッシュにもなります。

当院で行っている生活指導のポイントを簡単にまとめると、次のようになります。

【食事】

●基本は1日3食、薄味でバランスの良い食事を

つわりがある時期は「食べられるものを食べる」でいいと思いますが、つわりが改善する妊娠5カ月頃からは、バランスの良い食事を心掛けましょう。どの食品も偏らないことが大切です。

最近の共働きの妊婦さんは、帰宅が遅い夫と遅い時間に夕食を取る人もいますが、遅い夕食は体重増加につながるので注意が必要です。1日3食を規則正しく取り、朝はしっかり食べて動き、夕食は軽めにし、就寝3時間前には夕食が済んでいると理想的です。

積極的に摂取したい栄養素は、葉酸です。妊娠前からサプリメントにより1日0・4㎎の葉酸を摂取することで、胎児の神経管閉鎖障害発症リスクの低減が期待できます。葉酸は葉物の野菜や果物、大豆などの豆類に多く含まれます。当院フロントで妊婦さんに優しいオリジナル葉酸サプリを販売しています。

●食べ過ぎに注意する食品

反対に、食べ過ぎに注意したいのはインスタント・加工食品、揚げ物の総菜、お菓子類など。カロリーが高いもの、塩分の多いものは体重の増え過ぎや合併症の原因になるので控えましょう。果物はビタミン摂取ができますが、糖分も多いので食べ過ぎには注意してほしいと思います。

【運動、生活】

●散歩などで体を動かす

妊娠16週以降は胎盤が完成し安定期となります。それ以降は体調がよければ、適度に体を動かすのはよいことです。まずはお風呂上がりのストレッチから始めてみてください。休日など時間のあるときは、休憩をはさみながら、1時間ほど散歩をするのもおすすめです。

また妊娠中は赤ちゃんの成長につれ、日に日におなかが重くなります。重い内臓を支えるために「骨盤底筋運動」も推奨しています。息を吸いながら、ゆっくりと膣と肛門を閉め、5～10秒かけて膣と肛門を緩めます。これは慣れてくれば座ったまま、立ったままでもできるので、気づいたときに実践してみてください。尿漏れ予防、改善に効果的です。

●体を冷やさないように注意する

生活面では、体を冷やさないことが大切です。冷たい食べ物、飲み物を摂り過ぎないようにし、寒い（冷房が強い）環境では衣類やひざかけ、ストールなどで冷えから体を守ってください。湯船につかる入浴は体を温め、リラックスにも最適です。シャワーだけでなくできるだけ毎日湯船につかるようにしましょう。

【マイナートラブル】

妊娠中は、血液量が増加し、ホルモンの変化も大きくなります。おなかの赤ちゃんが大きくなれば内臓も圧迫されます。妊娠中に起きるマイナートラブルで多いのは、むくみ、便秘、腰痛、こむら返り、頻尿、静脈瘤など。こうした症状が気になる、つらいというときは医師や助産師に相談してください。症状が強いときは赤ちゃんに影響のない薬を使うこともありますが、運動や生活の工夫で改善することも少なくありません。一緒に相談しながら解決策を検討していきます。

【注意したい症状、合併症】

妊娠7カ月頃から妊娠後期にかけては、妊婦さんの体調や赤ちゃんの状態に変化が起きやすくなります。妊婦健診を受け、妊娠中の合併症や早産を予防しましょう。

●妊娠糖尿病

おなかの赤ちゃんに栄養を送る必要があるため、妊婦さんの体では食後の血糖値が下がりにくくなります。血糖値が高い状態が続くと、赤ちゃんが大きく育ち過ぎる、生まれた赤ちゃんが低血糖になるなど、さまざまな弊害があります。

●妊娠高血圧症候群

妊娠中は血流量が多くなり、血圧が高くなりやすくなります。妊娠高血圧の症状は、高血圧とたんぱく尿、むくみの増加、頭痛やめまい、吐き気など。こうした症状が続くと母子ともに危険があるため、必要な治療や指導を行っていきます。

●早産、切迫早産

早産は妊娠22週0日~36週6日までの分娩のことです。切迫早産は、子宮の収縮や子宮口の開大などが起き、早産が迫っている状態をいいます。早く生まれるほど、赤ちゃんの体が未熟なため、リスクは大きくなります。

頻回のおなかの張りや下腹部痛を感じる、血性のおりものや出血があった、破水のような感覚（水っぽいものが出た）があったときは、切迫早産の兆候の可能性があります。気になる症状があったときはすぐにクリニックに連絡をしてください。

妊娠35週以降は、積極的に体を動かす

当院では、経過が順調な妊婦さんには、妊娠中期から進んで体を動かすことをおすすめしています。

特に出産が間近になった35週以降は、おなかが重いからと安静にし過ぎるのは良くありません。少しおなかが張るくらい、どんどん体を動かしたほうが体力強化になり、出産の進みがスムーズになります。

当院のスタジオでは、マタニティ・バレエ、マタニティ・ヨーガ、マタニティ・シェイプアップを開催しています。特に完全計画無痛分娩を選択される妊婦さんには、自分の希望のクラスに参加し、積極的に体を動かしてもらうようにお願いしています。

運動をして出産の準備をしっかり行ってもらうことで、妊婦さん自身も「自分の努力が良い出産につながった」という満足度にもつながるようです。

●マタニティ・バレエ

クラシック音楽に合わせて心身をリフレッシュするプログラム。産科医の私が監修をしている日本初の妊婦さんのためのバレエ・エクササイズです。クラシックの落ちついた音楽は胎教にも良く、深い呼吸とともに体を気持ちよく伸ばすことで自律神経を整えます。またバーを使って体のバランスや姿勢を改善し、赤ちゃんを支える土台となる下半身を強化できます。

●マタニティ・ヨーガ

おなかが大きい妊婦さんでも気持ちよく行えるアーサナ（ポーズ）、呼吸、リラックス、瞑想からなるプログラムです。妊娠によって起こる腰痛や肩こり、便秘、足のむくみ、つりなどの改善にもなります。出産に必要な骨盤底筋の運動や、骨盤を開くポーズを多く取り入れ、出産に適した体づくりを行います。呼吸法によって出産の前の不安な気持ちを落ちつかせる、産後の母乳の出が良くなるなどの効果も期待できます。

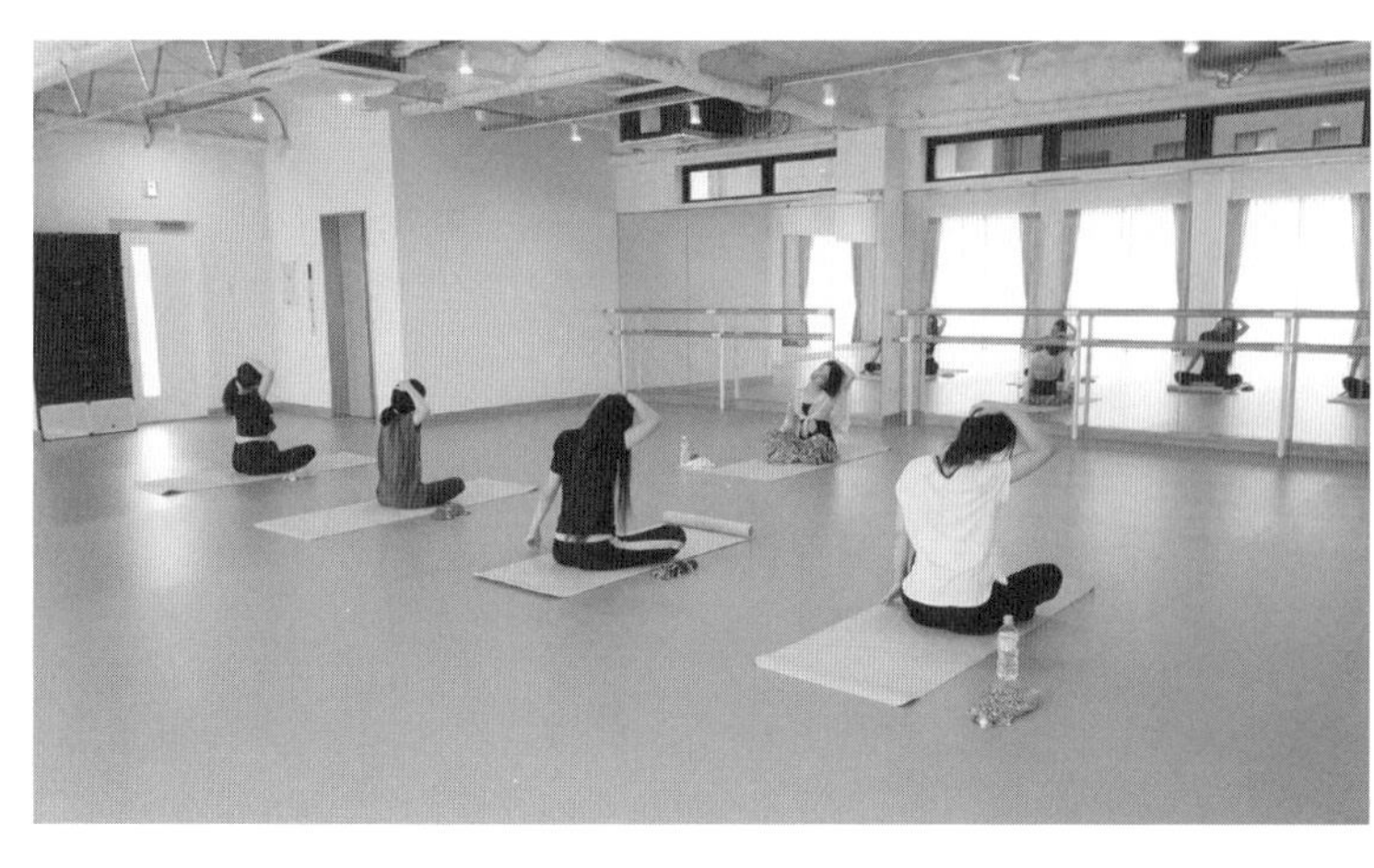

●マタニティ・シェイプアップ

誰にでもできる簡単なステップを覚えながら、楽しく体を動かすエクササイズです。はじめにストレッチなどのウォーミングアップをしてから、音楽のリズムに合わせて有酸素運動を行い、最後はリラックスタイムで心身を落ちつけ、整えます。全身運動によって筋肉量を増やし代謝を上げることで、出産に向けての体力アップ、妊娠太りの予防・改善につながります。また腰痛、肩こり、便秘、足のつりといったマイナートラブルの改善にもなります。

入院中の生活

産後は母子同室もよし、ゆっくり休むもよし

次に、分娩後の入院している間の生活についてお伝えします。

基本的な完全計画無痛分娩の入院中のスケジュールは左ページのようになります。

出産された当日は、産婦さんは客室に戻り、ゆっくり体を休めていただきます。産後1日目からは客室でシャワーを利用できます。食事は朝食・昼食・おやつ・夕食を提供します。おいしい食事で栄養を摂り、英気を養うとともに、精神的にもリラックスしていただきたいと思います。


産後の処置や検査では、お母さんに対しては血液検査、尿検査、体重測定などを行います。赤ちゃんに対しては、K2シロップの投与、新生児聴覚検査、沐浴などを実施します。

また助産師や看護師が客室を回り、授乳などの個別指導を行っていきます。

完全計画無痛分娩の入院後のスケジュール

	入院日	ご出産当日	1日目	2日目	3日目	4日目
	／（　）	／（　）	／（　）	／（　）	／（　）	／（　）
安静・清潔	チェックイン	ご出産後に状態が落ちついたらお部屋に移動します。	シャワーをご利用いただけます。 寝衣、タオルは備え付けがございます。 産褥パットはお部屋にありますので、ご自由にお使いください。			チェックアウトは**11時までに**お願いします。
お食事	夕食がございます。	昼食、夕食がございます。 ※無痛分娩の方は、陣痛開始から分娩終了までは少量の水分のみ摂取可能です。	朝食・昼食・おやつ・夕食がございます。	※午前中に翌日のお祝い膳についてお尋ねいたします。お食事される方の人数などをお伝えください。	夕食： お祝い ディナー	朝食のみございます。
検査・処置・薬	入院時にNSTがあります。 バルーンを挿入します。 初産婦の方は陣痛促進剤を内服します。	・NST ・陣痛促進剤の点滴を行います。	血液検査・尿検査・体重測定があります。 3日目に医師の診察があります。			
授乳		分娩直後より、赤ちゃんの状態が落ちついたら母乳をあげられます。	お母さま・赤ちゃんにあった授乳方法をスタッフと一緒に行っていきましょう。 母子同室をおすすめしておりますが、お疲れのときは新生児室で赤ちゃんをお預かりします。			
指導内容		授乳 → 赤ちゃんのお世話。	沐浴　・　調乳　・　退院後の生活について			
赤ちゃん		分娩後より、母児同室が可能です。	K2シロップ、沐浴、足型、新生児聴覚検査			K2シロップ 先天性代謝異常検査

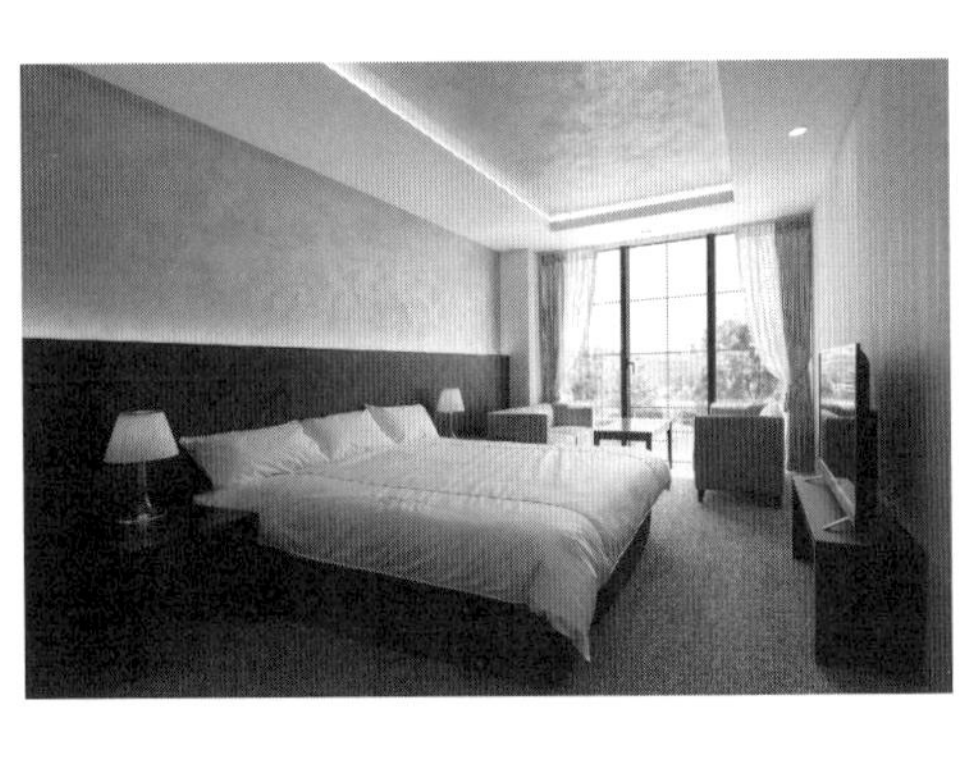

客室（上写真）で赤ちゃんと過ごす時間は、ご希望によりそれぞれです。

分娩後から、実際に赤ちゃんに触れ、お世話の感覚を覚えたい、赤ちゃんに合わせて授乳のペースをつかみたいといった希望があるときは、当日から同室で過ごしていただくこともできます。

また昼間は赤ちゃんのお世話をして、夜はゆっくり休みたいという方は、夜間は赤ちゃんを預けていただいてかまいません。時間も指定しておりませんので、ご自身のお体の状況に合わせてお伝えいただいています。母子同室で過ごしていて少し疲れたなというときも、新生児室で赤ちゃんを預かりますので、遠慮なくお知らせください。

退院すれば、否応なく毎日赤ちゃんのお世話が続きます。焦らず、クリニックに滞在している間はゆっくり体を休めることを優先するのも、決して悪くはありません。

それぞれのペースでの、授乳方法を応援

当院では、ご希望に沿った授乳方法の確立を支援しています。

母乳には生まれたばかりの赤ちゃんに必要な栄養や、免疫物質などが含まれています。赤ちゃんはおっぱいを吸うことで、脳の発達が促されます。お母さんは授乳をすることで子宮の戻りがよくなり、産後の回復が早まることが知られています。

ただし、母乳が出る量やペースは人それぞれです。産後すぐからよく出る人もいれば、スローペースの人もいます。また持病等により母乳があげられない方もいますし、産後すぐに仕事に復帰する方々は、母乳と人工乳の混合栄養を希望されるケースも多くなっています。混合栄養でも人工乳だけでも、赤ちゃんは成長のための必要な栄養を十分に摂ることができますから、人と比較したりする必要はありません。それぞれの生活スタイルに合わせて楽しく育児ができることがいちばん大切です。

母乳育児の場合、一般的には出産直後は母乳の分泌は少なく、母乳がよく出るようになるのは産後数日～１週間ほどしてからです。

母乳を作るための準備は妊娠初期から始まっていますが、妊娠中は胎盤から出るホルモンが母乳生産にストップをかけています。出産後の数日～1週間ほどは、このホルモンの影響が残っており、生産される母乳はまだ少量です。ただしこの時期の母乳（初乳）には、赤ちゃんに必要なビタミンやミネラル、免疫物質などが豊富に含まれています。また赤ちゃんがおなかにいたときの胎便の排出を促す作用もあります。

産後しばらくすると、胎盤から出ていたホルモンも少なくなり、母乳の生産量が次第に増えてきます。赤ちゃんが上手に吸えないときなど、乳房が張って痛くなることもありますが、次第に赤ちゃんが飲む量と母乳の生産とのバランスが取れるようになっていきます。最初は、赤ちゃんがきちんと飲めているか、母乳が足りているかと不安になるお母さんも多いと思います。けれども、繰り返し授乳を行うことで、赤ちゃんの飲み方も上手になり、お母さんの母乳づくりも安定してきます。心配なことは助産師らに相談しながら、それぞれの母子のペースで進めていきましょう。

退院前夜は、夫婦で誕生を祝う「お祝いディナー」

入院期間中にスタッフが各客室におうかがいし、赤ちゃんのお世話の仕方や、沐浴指導などを順次行っていきます。

初産のお母さんとお父さんは、それまでに赤ちゃんのお世話をしたことがない人も少なくありません。分娩当日から産後1日目にかけては、抱っこの仕方、おむつの替え方、おっぱいをあげる手順などからご説明します。

産後2日目には沐浴指導や調乳指導があります。

産後3日目には医師による診察があり、産後の体の回復状況を確認します。

退院前夜となる3日目の夜には、赤ちゃんをお預かりし、ご夫婦で誕生を祝っていただく「お祝いディナー」を提供しています。退院後は、夫婦で落ちついて食事をする時間も取りにくくなりますから、夫婦でゆっくりとした時間を楽しんでいただければと思います。

食事の場所は、クリニック内のダイニングか客室かを選んでいただけます。また上のお子さまが一緒に食事をされたいときは、お子さま用のディナーも用意しています。

このほか、フットマッサージ（分娩後のむくんだ足にマッサージを行います）やモーニングストレッチ（分娩後の疲れた体をストレッチでほぐしていきます）などのサービスも行っています。また、助産師らによる個別の育児サポートも随時受け付けています。

授乳のリズムが分からない、乳房ケアについて知りたい、退院後に頼れる人が身近にいない、育児に関する不安があるなど、不安や悩み、知りたいことがあれば助産師に相談をしてください。その時々の状況に応じたアドバイスをしていきます。

産後はホルモンの変化が大きく、お母さんの心身の調子も変わりやすいときです。誰かと話をするだけで気持ちがラクになることも多いですから、こんなことを聞いてもいいのかなということでも、気軽に相談をしてください。

退院後の生活のアドバイスをする退院指導

退院前には、退院後の体調変化や、生活上の注意などを説明する退院指導を行います。退院後しばらくの間は、お母さんにとっては、妊娠で大きく変化した体が6～8週間かけて徐々に回復していく時期に当たります。一方の赤ちゃんにとっては、おなかの中とはまったく違う環境に慣れていくための大切な時期になります。

産後すぐの時期にお母さんと赤ちゃんに起こりやすい症状や、生活で気をつけてほしい点をお話ししたり、特に母乳についてやミルクの足し方についてお話ししていきます。

【お母さん編】

●悪露（おろ）

産後に発生する子宮からの分泌物を悪露といいます。分娩直後は月経のような赤い色ですが徐々に色が薄くなり、量も少なくなります。子宮が妊娠していないときの大きさに戻る6週間頃までは続くといわれます。退院後は活動量が増えることで、一時的に悪露が増えたり、塊状のものが出たりすることがあります。赤い悪露や塊がだんだん増えるというのでなければ、様子を見てかまいません。

●乳房

退院後に母乳の分泌が増えると、乳房が張り、熱っぽさや痛みを感じることがあります。そういうときに搾乳やマッサージをするのは、逆効果になることがあります。時間を気にせず、赤ちゃんにこまめに母乳を飲んでもらうようにしましょう。

●日常生活

正常分娩の人は産後2週間、帝王切開の人は3週間、赤ちゃんのお世話中心で、すぐに横になれる環境で生活します。赤ちゃんが寝ている間や育児を手伝ってくれる人がいるときは、昼間でも寝られるときに睡眠を取ってください。慣れない育児や家事が進まなくても一人で頑張ろうとせず、夫や周りの家族の力を借りましょう。

●その他（1カ月健診まで）

産後は子宮の出口が開いていて、細菌感染が起こりやすい状態です。1カ月健診までは湯船につかることと性生活は避け、シャワーやビデで清潔を保ちます。

悪露の量が増える・塊が続く、38度以上の発熱、おっぱいが痛い・しこりがあり赤くなっている、乳頭が切れて授乳ができない、といったときはクリニックに相談をしてください。

【赤ちゃん編】

●赤ちゃんの生活環境

赤ちゃんの平熱は36・5～37・5度くらいです。まだ体温調節がうまくできず、環境に左右されやすいため、直射日光や冷暖房の風が直接当たらないようにし、洋服や掛物で温度調節をしてあげてください。生まれてから1～2週間は昼夜が逆転し、夜中に泣くことも多いです。赤ちゃんのペースに合わせ、関わっていきましょう。

●赤ちゃんの体の特徴

・おへそ……へその緒は生後1週間程度で取れます。取れた部分の皮膚がじくじくしているときは、乾燥させるように水分をふき取ります。
・便秘……うんちが毎日出なくても、おっぱいをよく飲んで元気なら心配はいりません。数日出ないでおっぱいの飲みが悪いときは、ベビーオイルをつけた綿棒で肛門を刺激し、うんちを出すのを手伝います。
・黄疸……赤ちゃんは肝臓機能が未熟なため、生理的な黄疸が出ます。黄疸のピークは生後3～5日で、1～2週間もすると自然に治っていきます。
・体重……1カ月健診までに約1kg増えます。赤ちゃんの成長には個人差があるため、体重の増えが悪いように感じても、母乳・ミルクを飲んでおしっこ、うんちが出ていれば心配しなくても大丈夫です。

●新生児期によくある症状

・乳児湿疹（脂漏性湿疹）……顔や首、耳などに、フケやかさぶたのようなものができます。ほとんどは皮脂なので、泡立てた石鹸をつけ、指の平で洗いましょう。黄色いかさぶたが固まっているときは、ベビーオイルなどをつけてふやかし、洗います。洗い流した後に乾燥が気になる部分はクリームで保湿します。

・鼻づまり……赤ちゃんは鼻腔が狭いため、鼻の奥でふがふがと音がしたり、鼻が苦しそうに見えたりすることがあります。おっぱいを飲めて機嫌もよければ、心配する必要はありません。

・おなかの張り……おなかにガスがたまると、顔を真っ赤にしてうなったりいきんだりすることがあります。授乳後のげっぷを十分にさせる、腹ばいにして背中をさする、おなかを時計回りにマッサージする、などするとラクになることがあります。寝返りを打てる頃になると、おなかのガスも外に出やすくなります。

・おむつかぶれ……肛門まわりや陰部、足の付け根などのおむつがあたる部分に、赤い発疹やただれなどの炎症が起こるもの。おしっこやうんちのあとにはそのつどおむつを替え、汚れはぬるめのシャワーや座浴で洗い流します。おしりをよく乾かしてから、ベビーオイルなどで保湿をし、新しいおむつをつけます。

・寝てくれない、泣き止まない……個人差もありますが、昼夜のリズムが整うのは生後2～3カ月頃とされます。夜に泣いてばかりで寝なくても成長に影響することはないので、心配は無用です。

また赤ちゃんが泣く理由はさまざまです。おなかがすいている、おむつが汚れている、暑い・寒いなど心地が悪い、眠い・うまく眠れない、おなかにガスがたまって苦しい、など。ただこれといった理由がなくても泣くことはあり、泣くのも個性の一つです。思い切り泣いてエネルギーを発散させると、すっきりして眠ることもあります。

なお、いつもと違う泣き方で顔色が悪いときは、クリニックに問い合わせてください。

充実した産後ケア

退院後の2週間健診、1カ月健診

当院は、退院後のお母さんと赤ちゃんに対する産後ケアにも力を注いでいます。

自宅に帰ってご家族での育児が始まると、分からないことや疑問が出てくるかと思います。その不安や疑問を解決する場として2週間健診を行っています。生後2週間の健診なので、退院してから約1週間後にクリニックに来ていただいています。

2週間健診では、赤ちゃんの体重測定をし、おへその状態や黄疸などを確認します。また授乳の状況、おっぱいのトラブルがないかなど、実際に赤ちゃんと生活をしてみて困っていることについてお話を聞きます。

生後2週間のタイミングで健診を行っているのは、この時期に「産後うつ」が起こりやすいとされていることも理由の一つです。

子どもを出産した女性の10人に1人は、産後うつを発症するといわれています。産後のホルモン変化や体調不良に加え、慣れない育児の負担、子どもを育てる責任・プレッシャーなど、多くの要因が重なることが原因とされています。産後うつは母親を苦しめるだけでなく、ネグレクト（育児放棄）などの虐待のリスクにもつながりますから、早期に発見して治療やケアを進める必要があります。

当院では、2週間健診でお母さんとお話をしながら、昼夜ともに眠れない、食欲がない、気分の落ち込みが激しい、といった産後うつの兆候が出てないかも、チェックするようにしています。うつ病の症状やうつ傾向が見られた場合、地域の保健センターなどと連携し、専門的なケアにつなげることもあります。

2週間健診から、さらに約2週間後にあるのが「1カ月健診」です。

ここでは産科医と小児科医がお母さんと赤ちゃんを、それぞれ診察します。お母さんの体調回復が順調で、赤ちゃんも健やかに育っている、母子ともに新しい生活に少しずつ慣れてきている、という状態であれば、ここで産科の診療は無事卒業となります。

区の助成を活用できる、産後ケア・サービスも

産後の母子の健診のほかに、生後4カ月以内（4カ月0日未満）の赤ちゃんのいるお母さんを対象とした産後ケア・サービスも行っています。

これはお母さんと赤ちゃんで当院に日帰りや宿泊で滞在していただき、お母さんが体を休めたり、育児相談を受けたりするサービスです。

最近では母子保健の充実、産後うつの防止といった目的で、産後ケアに助成を行っている自治体も増えています。助成の金額や内容は自治体によって異なりますが、当院がある東京都北区では、区の助成を活用すれば、1日あたり2300円（日帰り）〜3000円（宿泊）の自己負担で利用ができます。当院では北区、渋谷区、豊島区、板橋区、台東区の助成が受けられます（2021年5月現在。事前に登録、申し込み等が必要）。北区を

例にとると1泊2日で6000円のお支払いでおいしい食事が食べられて休息できて、育児相談もできます。これほどお得なサービスを利用しない手はありません。当院でご出産された方なら無料で広い部屋へのランクアップができますので、快適に過ごせます。食事は産後の方とまったく同じクオリティの高い食事が出るので、食事代だけでもとが取れてしまいます。

当院の産後ケアの内容は、お母さんのご要望によってオーダーメイドで設定しています。赤ちゃんを預け、ゆっくり食事をして体を休めたいという人もいますし、別の産院で出産された方が、助産師にあらためて沐浴などのやり方を教えてほしいというケースもあります。

また退院後、家での生活で不安に感じたことを相談される人も多くいます。ペットがいる家庭で赤ちゃんの環境をどうするか、産休明けから保育園に入るのにどうしたらいいか、双子などの育児の仕方や上の子の育児に関してなど、さまざまな相談に対応しています。

産後ケアを利用した方は、「本当によく休めました」「いろいろ相談して安心できたので、また育児を頑張れそうです」と笑顔になって帰られます。

よくいわれるように、子育ては長距離マラソンのようなもの。子育てに悩んだとき、疲れたなと感じたときはこうしたサービスも活用し、またリフレッシュして育児を楽しんでほしいと思います。

アフターエクササイズも

産後のアフタークラスとしてアフター・バレエ、アフター・ヨーガ、アフター・シェイプアップや、ベビー・マッサージなどのクラスを開設しています。これらは体調管理や気分転換、子育ての仲間づくりなどに役立ちますので積極的に参加してみてください。アフター・バレエは、クラシックバレエのレッスン曲に合わせて、バレエストレッチから始まり体幹トレーニングで骨盤周り、おなか周り、二の腕を引き締め、最後にバーを使ったレッスンで下半身の引き締め、強化を行います。

アフター・ヨーガは、深い呼吸とヨガアーサナ（ポーズ）により体力を徐々に戻していきます。出産により弱くなってしまった腹筋を少しずつ戻す運動、骨盤を締めるポーズ、慣れない育児によりたまりがちなストレスを軽減できるようなアーサナ（ポーズ）を多く行います。

アフター・シェイプアップは、ウォーミングアップとしてストレッチや体幹トレーニングを行ったあと、少しずつ誰にでもできる簡単なステップを覚えながら楽しく体を動かすエクササイズです。

いずれのアフターエクササイズも産後のきれいな体作り、シェイプアップにおすすめです。産後の体力回復や、体型を戻す効果、ダイエット、腰痛、肩こり、尿漏れ、便秘予防に役立ちます。心地よい音楽と一緒に気持ちよく体を動かすことで、ストレス解消、リフレッシュにつながります。

産後は意識してエクササイズすることで体がきれいに戻ります。美しい体を取り戻し健康的な生活を送りましょう。

第5章

もっと知りたい！　無痛分娩Q＆A

無痛分娩、計画無痛分娩についての疑問に答えます

産科医の私自身は、毎日のように無痛分娩を行っていますから、「無痛分娩の優位性」は誰よりもよく理解しています。

しかし、多くの妊婦さんやご家族、将来妊娠・出産を考えている女性の皆さんは、無痛分娩を経験されたことがない人がほとんどでしょう。「周りでは経験した人が少ないけど本当に大丈夫かな」「実際のところはどうだろう」と、不安や疑問を抱く人も多いと思います。

そこで本章では、無痛分娩・計画無痛分娩についての皆さんの「よくある疑問」に一つずつお答えしたいと思います。

ここでの回答の中には、施設によって条件が変わるものもあると思いますが、ほかの施設で無痛分娩をされる方にも役立つように、また少しでも一般の方の無痛分娩についての理解が深まるように、回答や説明をしていきたいと思います。

無痛分娩の安全性

Ｑ１：無痛分娩のリスク、本当のところは？

Ａ：無痛分娩とそれ以外の分娩で、リスクに違いはありません

出産をするうえで、やっぱり気になるのが無痛分娩の「安全性」でしょう。無痛分娩は痛みがないのは魅力だけれどリスクが心配、という声も多いようです。

結論からいいますと、自然な分娩と無痛分娩を比べた場合、無痛分娩に特別なリスクがあるわけではありません。

厚生労働省では２０１８年3月、日本の無痛分娩の現状を検証したうえで、無痛分娩とそれ以外の分娩のリスクに、大きな違いはないと発表しています。

厚生労働省の無痛分娩の実態把握調査によると、２０１０～２０１６年の約7年間で、妊娠中から産後1年以内に亡くなった妊産婦は２７１例。このうち、無痛分娩だった人は14例、割合では５・２％でした。全分娩のうち、無痛分娩を実施している割合は５～６％とされていますから、ほかの分娩に比べ、無痛分娩での妊産婦死亡が特に多いわけではな

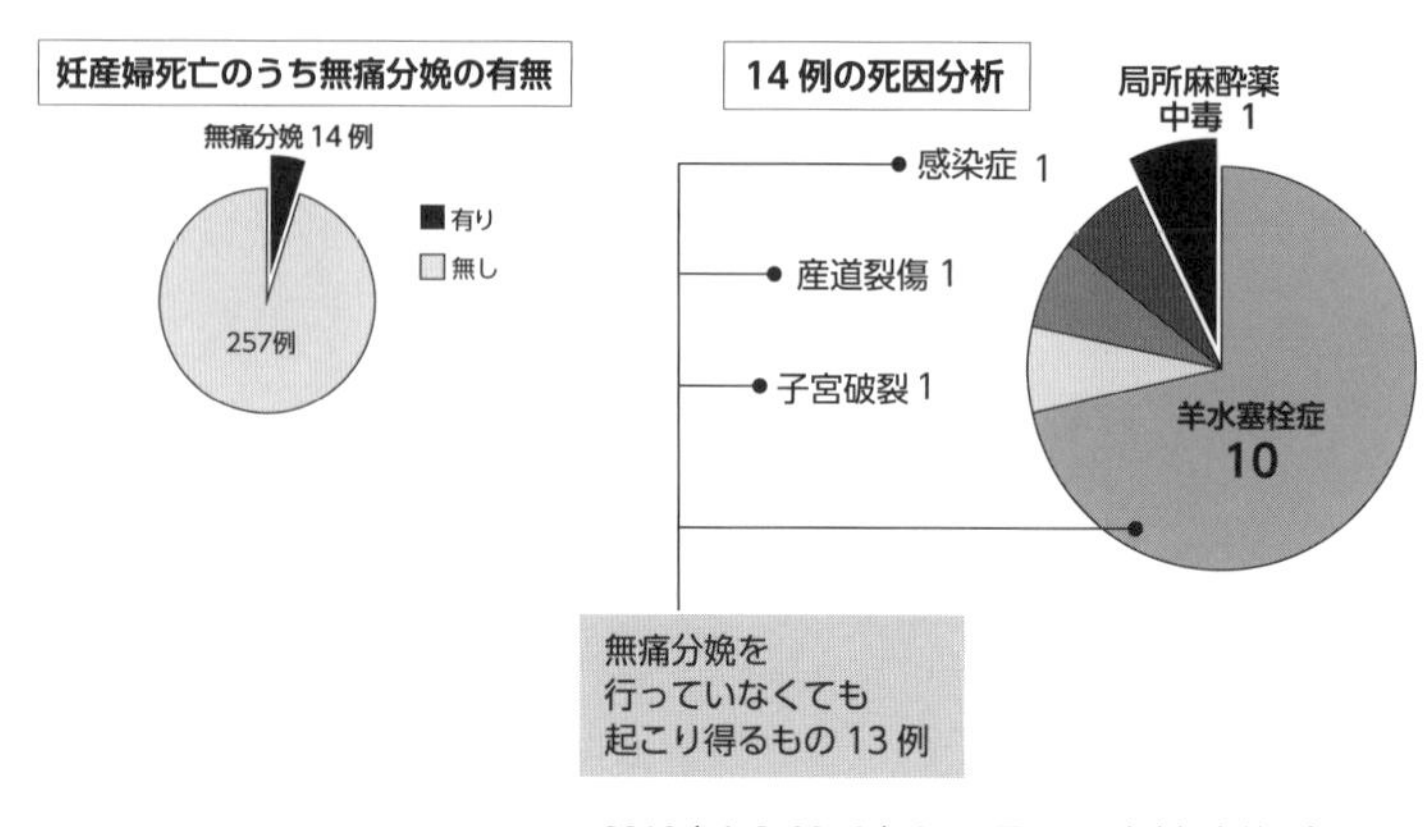

※2010 年から 2016 年までの間に、日本産婦人科医会に会員から報告され、「妊産婦死亡症例検討評価委員会」で分析された妊産婦死亡のうち、無痛分娩を行った 14 例の分析

平成29年度厚生労働特別研究事業　会議資料より引用・改編

いことが分かると思います。

また、不幸にも亡くなった妊産婦さん14例の死因のうち、麻酔が原因で起こったものはわずか1例です。そのほかの13例は無痛分娩でなくても起こり得るリスクによるものでした（上図参照）。

自然分娩でも無痛分娩でも出産そのものにリスクがあるため、残念ながらリスクがゼロとはいえないのですが、「無痛分娩だから高リスク」と心配する必要はまったくないと考えていいでしょう。

ちなみに当院では、２０１９年の開院以来、累計８００件以上の無痛分娩を行っていますが、大きな合併症は起きていません。

Q2：麻酔の副作用ってどんなものがある？

A：低血圧など一時的なものがほとんど。重い副作用は早期発見で回避

麻酔も含めて効果のある薬剤には、すべて副作用があります。

「副作用」と聞くと、心配になる人もいるかもしれませんが、無痛分娩時の麻酔の副作用の多くは、大きな問題となるようなものではありません。また早期発見で対処をすることで改善できます。

【よくある副作用】

低血圧、皮膚のかゆみ、手足のしびれ、体温上昇、腰痛、尿意を感じにくい・尿を出しにくい、などがあります。これらは一時的なもので、問題のないケースがほとんどです。

一般には麻酔によって吐き気や嘔吐が生じることもありますが、麻酔の種類や濃度を適切なものに変えることで、吐き気等を抑えることができます。

【まれに起こる合併症】

●誤った場所に麻酔が入る

本来の目的と違うところに麻酔薬が流れてしまった場合、麻酔中毒などの重い合併症が

生じることがあります。例えば、誤って血管に局所麻酔薬が入ると、ショック症状が起こることがあります。硬膜外チューブ挿入のときに硬膜外腔の近くの「くも膜」を傷つけると、麻酔効果が広範に及んで呼吸抑制などにつながる例もあります。

これらは十分に経験を積んだ技術の高い医師が麻酔を行うことで避けることができます。また万一、間違いがあっても早期に発見し、適切に処置することで重大な事態に至るのを防げますから、心配し過ぎないようにしてください。

●アナフィラキシーショック

麻酔に対して強いアレルギーをもつ妊婦さんでは、ごくまれにですがアナフィラキシーショック（激しいアレルギー反応で呼吸困難や意識低下などが生じる）が起こることがあります。これも医師が適切に診断・処置をすることで危険を回避できます。

当院の場合、万一のこうした副作用・合併症に対処するために、無痛分娩の間は、水分摂取以外は絶食とし、点滴による血管確保、血圧計や酸素飽和度モニター、胎児心拍監視装置の装着などによって母子の状態をしっかりチェックし、異常をいち早く発見できる体制を整えています。

Ｑ３：麻酔が赤ちゃんに影響しない？

Ａ：赤ちゃんへの影響は特にありません

妊娠中は赤ちゃんへの影響を考えて、安易に薬などを使用しないようにと指導されます。その流れで考えると、麻酔を使って赤ちゃんに影響しないのか、と心配になる人がいるのはもっともなことです。

ただ、現在の無痛分娩で主流となっている硬膜外麻酔薬は、低濃度の局所麻酔薬であり、胎盤を通りにくい成分のため、胎盤を通して赤ちゃんに麻酔薬がいくことはほとんどありません。母親の体内にある麻酔薬が、赤ちゃんに影響を及ぼすことはないと思っていいでしょう。

１９８０年代頃の無痛分娩では、今よりも高濃度の麻酔薬が使用されており、無痛分娩で産まれた赤ちゃんは生後数日間、運動機能や刺激に対する反応が、麻酔を使わなかった場合に比べて弱いといった指摘もあったようです。

しかし現在の麻酔法では、そうした心配はまったくないので安心してください。

また、硬膜外麻酔による分娩で、赤ちゃんが成長していく過程において悪い影響があったという報告もありません。

Ｑ４：麻酔をしても母乳育児をするのに問題はない？

Ａ：母乳への影響は、心配しなくて大丈夫です

麻酔を使うと、産後の母乳に麻酔薬の成分が出てしまうのでは、と考える人もいるようです。しかし、これも心配しなくて大丈夫です。

母乳は母親の血液から作られますが、硬膜外麻酔の麻酔薬は血管に入るわけではありません（万一、血管に麻酔が入ると危険な合併症になります）。背骨近くの硬膜外腔というごく限られた場所に麻酔を入れるだけですので、それが母乳になんらかの影響を与えるとは考えにくいでしょう。

硬膜外鎮痛ではなく、点滴で静脈麻酔をした場合の母乳への影響を調べた研究もあるようですが、その場合、母乳に医療用麻薬が検出されたものの、極めて少量だったと報告されています[v]。静脈麻酔より硬膜外麻酔のほうが、麻酔薬が母乳に移行しにくいことを考えても、「硬膜外無痛分娩で使われた麻酔薬が母乳を介して赤ちゃんに悪い影響を与えることはほとんどないと考えられる」と日本産科麻酔学会も結論付けています。

なお、無痛分娩をすると母乳の出が悪くなる、といった通説もあるようですが、これは

まったくの事実無根です。

母乳は、産後に赤ちゃんに繰り返し飲んでもらうことで分泌量が安定します。無痛分娩で出産した場合、母親の体力の消耗が少ないため、産後の授乳により積極的であるという指摘もあります。そのことは、無痛分娩後のたくさんの褥婦さんを見ている私自身も実感しています。

母乳育児を積極的にしたいから、むしろ無痛分娩を選ぶ――という考え方があってもいいように思います。

Q5：陣痛促進剤を使わないといけないの？

A：計画無痛分娩では、必ず陣痛促進剤を使用します

無痛分娩を検討している妊婦さんで、陣痛促進剤をなるべく使いたくない、という人も一定数おられます。「痛みを取るために麻酔はやむを得ないけど、そのほかの薬はなるべく減らしたい」「自然な陣痛を待って、赤ちゃんの生まれたいタイミングで産みたい」といった声が多いようです。

自然な陣痛を待って無痛分娩を行うときは、陣痛促進剤を使わずに分娩できるケースも

あります。

しかし、自然な陣痛を待つ無痛分娩を予定していても、前期破水（陣痛が始まる前の破水）や微弱陣痛（陣痛が弱く、出産に時間がかかり過ぎる）などの場合には医師の判断で陣痛促進剤が使われることがあります。

いずれの場合も、お母さんや赤ちゃんの危険を回避するため、医師が必要と判断した場合に促進剤を使用します。必要のない薬を使うことはありませんので、医師を信頼し、安心して任せていただければと思います。

また、計画無痛分娩を希望されるときは、必ず陣痛促進剤を使うことになります。飲み薬や点滴などの陣痛促進剤を使うほか、子宮の出口を水風船などで器械的に刺激する方法もあります。

分娩誘発・陣痛促進の薬を使用する場合、その効き方や副作用には個人差があります。子宮収縮薬は特に感受性の個人差が大きく、少量でも陣痛が強くなり過ぎるケースがある一方、最大量を使っても有効陣痛にならないこともあります。

妊婦さん一人ひとりの薬の効果、感受性を見極めながら、慎重に薬を使っていく必要があります。

無痛分娩の対象

Q6：どんな人が無痛分娩をしている？　無痛が向く人は？

A：当院ではすべての人に無痛分娩をおすすめしています

最近は少しずつですが、無痛分娩を選ぶ妊婦さんが増えています。

妊婦さんたちが無痛分娩を選ぶ理由は、実は「痛みを避けたい」という点だけに限りません。硬膜外麻酔による無痛分娩を経験した母親を対象とした調査研究では、無痛分娩の選択の理由として次のものが挙げられています（筆者が一部変更）[vi]。

①経験者のすすめ
②海外生活経験から、無痛分娩が普通であるという認識
③高齢出産なので無理なく出産し、産後に体力を残したい

④産後の家事や育児を手伝う人がいないので早く回復したい
⑤早く仕事に復帰したい、仕事を続けたい
⑥自分には自然分娩は無理だと思う（自然分娩への恐怖）
⑦痛いのは嫌である、産むなら最低条件として無痛分娩を希望
⑧産科医の管理下で安全な出産をしたい
⑨夫や家族が立ち会うので穏やかに出産したい

当院に限っていえば、無痛分娩は自然分娩より安全で快適（痛みがなく、計画どおりに産めて、帝王切開率が低い）です。ぜひ、すべての方に無痛分娩を選んでいただきたいです。

Q7：初産で、高齢出産でも無痛分娩ができる？

A：初産の30～40代妊婦さんも無痛分娩で産めます

本書の前半でも書きましたが、ほかの施設では「初産婦は無痛分娩を選べない」というところもあるようです。しかし当院では、初産婦さんでも無痛分娩を行っていますし、経産婦より初産婦が多いです（86ページ表3参照）。

産科の基準でいえば「高齢出産」とされる30代後半や40代前半で、計画無痛分娩をされている人が多数います（86ページ表4参照）。不妊治療を経て、当院で無痛分娩で出産したいという方も多数来られています。

年齢が上がると高血圧などのリスクを抱える妊婦さんも多くなりますが、そういう方が安全に出産をするためにも無痛分娩はおすすめです。

一般に高齢の初産婦さんは、子宮や膣などの産道の組織、あるいは骨盤周りの筋肉などが固くなり、難産になりやすいといわれます。

当院の完全計画無痛分娩では、麻酔を併用しながら陣痛促進剤を使い、分娩の進行を管理しますので、年齢による差はないためご安心ください。

ただし、妊婦さん自身ができる準備をしていただくことも大切です。

私の印象では、年齢が高く、運動習慣がない人では、子宮口が固く開きにくい傾向はあるようです。妊娠中期から後期にかけてマタニティ・バレエ、マタニティ・ヨーガなどで体をよく動かしていただくと、血流が良くなり、筋肉や組織の柔軟性が上がり、出産に向けての体力づくりにもなります。しっかり準備をして、スムーズな出産を目指しましょう。

Q8：高血圧などの持病がある人も、無痛分娩できる？

A：大学病院などでは、ハイリスク妊婦さんにも対応

もともと心臓や肺などに病気をもつ「ハイリスク」といわれる妊婦さんは、医学的な理由で無痛分娩になることがあります。分娩時の痛みをコントロールすることで心臓や肺への負担を少なくし、母子ともに安全に出産をするためです。私も大学病院に勤務している時期は、こうしたハイリスクの妊婦さんを対象とした無痛分娩を多く手掛けていました。

医学的な理由で無痛分娩の適応となるのは、主に次のような場合です。

・妊娠高血圧症候群、妊娠糖尿病
・心臓疾患がある人
・呼吸器疾患がある人
・その他、てんかん、パニック症候群、不安神経症など

こうしたケースに当てはまる妊婦さんは、周産期の母親と新生児の救急対応ができる設備が整った高次医療機関で、無痛分娩をされるのが一般的です。

具体的には周産期母子医療センターなどをもつ大学病院や、周産期医療に特化した病院になると思いますが、受診している産科医と相談してみてください。

Q９：低身長の人も無痛分娩ができる？

A：可能です

一般に、妊婦さんの身長が平均を大きく下回る場合（150㎝未満など）、帝王切開になる確率は高くなるのは確かです。

ただ身長だけで、すべてが決まるわけではありません。身長は同じでも、骨盤の大きさや形はそれぞれ違いますし、赤ちゃんの成長状況も異なります。いろいろな条件を総合的に判断し、母子の安全のために経腟分娩を避けたほうがいいとなれば、帝王切開が選択されます。また医療機関の方針や診療体制によって、万一のリスクを避けるために、帝王切開が選ばれることもあります。

当院では、「できる限り下から（経腟で）産む」ことを大切にしています。そのため、他院では身長を理由に帝王切開になるような方でも、完全計画無痛分娩を実施しています。これまでの実績でも、142㎝という小柄な妊婦さんが、2900gの立派な赤ちゃんを完全計画無痛分娩で出産された例もあります。「身長が低い人も、必ず無痛分娩で産める」と言い切れるわけではありませんが、身長だけで諦める必要はありません。

Q10：無痛分娩を選べないのは、どんなケース？

A：背骨に変形や病気がある、血が固まりにくいなどの例です

無痛分娩は、妊娠の経過が順調であり、経腟分娩が可能な妊婦さんであれば、ほとんどの方が行うことができます。

しかし数としては少ないですが、無痛分娩ができないケースもあります。次のような例では、妊婦さんが希望されても無痛分娩を行えない場合があります。

●麻酔などの薬にアレルギーがある

これまでに薬の使用により、アレルギー反応が起きたことがある人は、無痛分娩で麻酔や陣痛促進剤などの薬剤を使うことで、アナフィラキシーを起こし、意識低下や呼吸困難などの危険な状態に陥るリスクがあります。

●血が固まりにくい（体質、薬を飲んでいる）

血液が固まりにくいと、麻酔のチューブを差している硬膜外腔に血の塊ができ（硬膜外血腫）、神経を圧迫することがあります。そうなると神経に障害が残る合併症の恐れがあるため、通常、硬膜外麻酔を行うときは、血液の固まりやすさの検査を行います。検査の

結果、血が固まりにくい体質の人や、血が固まらないようにする薬を飲んでいる人では、無痛分娩を行えないことがあります。

●背骨に変形（側弯症）や病気がある

背骨が左右どちらかに湾曲している側弯症など、背骨に変形がある場合、変形の位置や程度によっては硬膜外麻酔の管を入れるのが困難なことがあります。また椎間板ヘルニアなど、背骨の神経に病気がある場合も、硬膜外麻酔を行えない例があります。

Q11：無痛分娩で立ち会いをする人や人数に決まりはある？

A：医療機関によって異なります

無痛分娩の際、立ち会いをする人の立場や人数などは、医療機関によって方針が決まっていると思います。無痛分娩をされるクリニックで確認をしてください。

平均的なところでは、分娩の立ち会いができるのは妊婦さんの夫やパートナー、子ども、両親、きょうだいといった親族が中心だと思います。

分娩室に入れる人数では、１人から３人程度が多いのではないかと思います。大人か子どもか、子どもの年齢によっても違い、未就学の子どもは１人までなど、細かい規定をつくっているところもあるようです。

そのほか、立ち会いをする人に事前に立ち会いの際の注意点などを説明する講習会への参加を義務付けているところもあります。

当院は、妊婦さんが希望する人であれば、親族以外の人、親しい友人などの立ち会いも認めています。立ち会いができる人数はＬＤＲ（分娩室）のタイプにより異なります。大人１人から、最大で大人３人と子ども３人の計６人の立ち会いができる部屋もあります。事前の講習会などへの参加も、特に必要はありません。

立ち会い時の注意としては、妊産婦さんの感染予防のため、風邪やインフルエンザなどのウイルス性感染症にかかっている人、発熱や倦怠感など体調のすぐれない人には立ち会いを遠慮していただいています。

無痛分娩に否定的な意見

Q12：無痛分娩に、親が反対しています

A：親世代の妊娠・出産と、今の状況はだいぶ変わっています

今の妊婦さんの親世代は、50～60代くらいが中心でしょう。その方たちが妊娠・出産をされた時代は、一般の健康な妊婦さんが無痛分娩を選ぶことは、ほぼなかったと思います。それこそ「痛みに耐えて産むのが当たり前」でしたでしょうし、それしか選べなかったというのが現実だと思います。

親世代が無痛分娩に懸念を示すことは少なくありませんが、そこには二つの要素があるように思います。一つは「安全性が分からない」「変なことをして何かあったら大変」という安全面の不安です。そしてもう一つは、自身の経験から、「出産の痛みを乗り越えてこそ立派な母親」というように、自分が経験した苦痛を伴う出産に価値を見いだしているケースです。

まず、一つ目の安全面については、この20〜30年で麻酔の技術や産科医療が進歩し、痛みをコントロールしながら安全に出産をする方法が確立されていることを、親御さんに説明するといいのではないでしょうか。

麻酔の事故のイメージが強い親御さんもいるかもしれませんが（Q13も参照）、161ページでも書いたように、国も無痛分娩とそのほかの分娩で特にリスクに違いがないと、はっきり示しています。

二つ目の懸念については、一言でいえば「時代が違う」ということです。

以前はそもそも無痛分娩を選べませんでしたから、痛い出産も前向きにとらえ、乗り越えていく必要があったのかもしれません。

しかし、今は無痛分娩という選択肢があります。時代が進んで出産の選択肢が増えたのはすばらしいことです。また今の時代の妊婦さんは、生まれたときから便利で快適な生活のなかで育っています。痛みや困難に耐えるという経験も、親世代に比べるとずいぶん少ないのではないでしょうか。

たとえ〝おなかを痛めて産んだ子〟でも、母と娘は別の人間であり、別人格です。親御さんはできるだけ、妊婦さん本人の希望を応援してあげてください。

Ｑ13：事故のニュースを見聞きして、不安です
Ａ：「リスク」の意味を、冷静に考えてみましょう

２０１６～２０１７年にかけて、無痛分娩の麻酔による事故が相次いで新聞やテレビで報道されたことがあります。救急搬送になっただけでなく、母親が死亡に至った例もあり、メディアで大きく取り上げられました。

確かに、周りの人から事故の話を聞いたり、ネットで調べていて過去の報道を見たりすると「やっぱりリスクが高いのかも」と心配になる人もいるでしょう。

しかし、こうした無痛分娩の事故は、発生する頻度で考えるとごく少ないものです。Ｑ１でも述べたように、２０１０年からの７年間で亡くなった妊産婦２７１人のうち、無痛分娩の麻酔が原因で亡くなった人は、１人です。数が少なく珍しいからこそ、センセーショナルに報道で取り上げられる面もあります。

麻酔のリスクよりも麻酔で得られるメリット（痛みがない状態で落ちついて分娩できる）のほうがはるかに大きいのです。

出産や無痛分娩のリスクについて、正しく知っていただくのは大切なことです。ですが、事実よりも過大にリスクをとらえてしまい、判断を誤ることがないようにしてほしいと思

います。

Q14：無痛分娩を希望していますが、夫が理解してくれません

A：妻が無痛分娩を望むなら、夫は叶えてあげてほしい

妊婦さんが無痛分娩を希望しているのに、夫が理解を示さないという例も、確かにあるようです。理由は「自然分娩に比べてお金がかかる」「自然分娩で産む人も多いのだから、痛くても耐えられるのでは」といった感じが多いようです。

なかには、父親仲間から「陣痛に耐えて出産する妻を見て、女性にはかなわないと思った」といった話を聞いて、母親の自己犠牲を美化しているような夫や、自分も立ち会うから夫婦で出産を乗り越えればいいいと、安易に考える夫もいるようです。

出産の痛みについては、「体を引き裂かれるよう」とか「骨盤が砕けそう」と表現される激しい痛みであり、男性や自然分娩の経験のない人には想像もつかないレベルです。妊娠している妻も、これまでの人生で経験したことがない痛みに対し、不安や恐れを抱くのは当然の感情です。

また、夫が立ち会っても、夫の愛情で妻の出産の痛みが和らぐわけではありません。夫が上手に腰をさすっても、優しく声を掛けても、痛みが変わるわけではないのです。無痛分娩を行う産科医からすると、無痛分娩を選べる環境にあるにもかかわらず、出産の激痛をわざわざ妻に経験させるのは、かわいそうだとすら思ってしまいます。

夫が妻への愛情を示したいのであれば、妻が無痛分娩を望むときは、ぜひそれを叶えてあげてほしいと思います。

Q15：無痛分娩はお金持ちのもの？
A：何にお金をかけるか、自分たちの価値観で判断を

SNSなどでは、お金がないと自然分娩しか選べない、無痛分娩を選ぶ人はセレブ、といった経済的格差を指摘し、対立をあおるような書きこみもあるようです。

そうした意見を目にすると「無痛分娩を選ぶのはやっぱりぜいたくなのか」と、躊躇してしまう人もいるかもしれません。

確かに、無痛分娩は自然分娩に追加して費用がかかります。そして、妊娠中から産後の育児にはお金がかかるのだから、分娩費用をなるべく抑えたいと考える人がいるのも理解

できます。

けれども私は、無痛分娩にかかる費用をどう考えるかは、その人、ご夫婦の経済状況というよりも、何にお金をかけるかという考え方ではないかと思います。

自然分娩より数十万円プラスになったとしても、家族旅行に1～2回行けば、それくらいの額はかかります。英語教材や車など、趣味のものにもっと高額のお金をかける方もたくさんいます。

繰り返しになりますが、ご夫婦、ご家族そろって新しい命の誕生に立ち会える無痛分娩は、人生のなかでもまたとない幸せな経験になります。そこにかかる費用を高いと思うか否かは、それぞれの妊婦さんやご夫婦の価値観にかかっています。

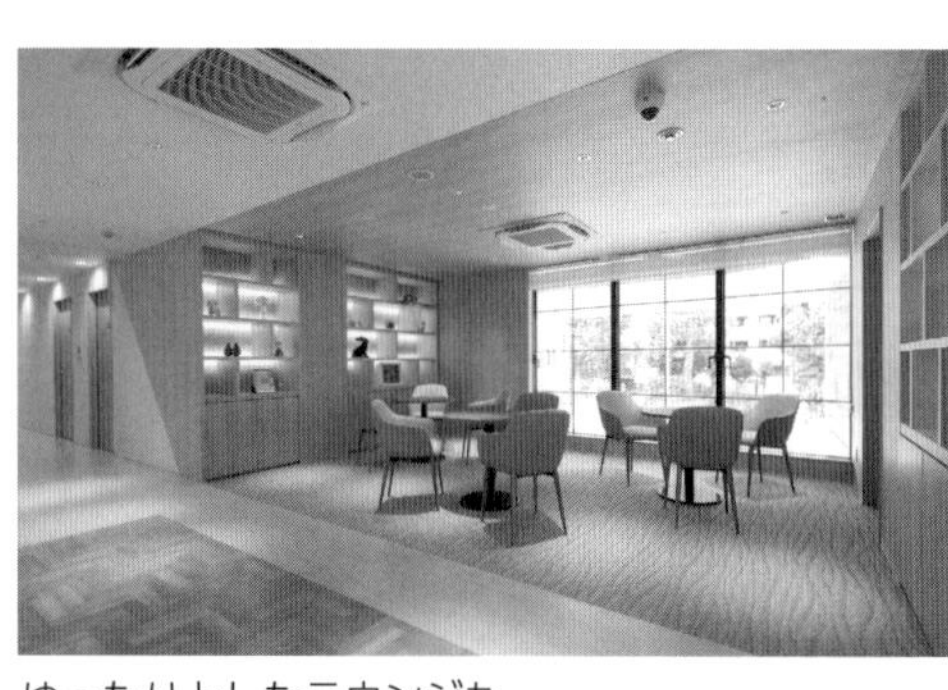
ゆったりとしたラウンジも

出産と計画の疑問

Ｑ16：麻酔をしても、「産む実感」はある？

Ａ：陣痛も分かりますし、産む実感もあります

無痛分娩では、麻酔をするため下半身の感覚がなくなり、「産む感覚」も分からないのでは、と想像する人もいるようです。帝王切開のように感覚がない状態で、赤ちゃんだけを取り出されるような気がして、抵抗を覚えるのかもしれません。

しかし、無痛分娩の硬膜外麻酔は局所麻酔であり、感覚が弱くなるのは下腹部から下半身にかけてです。それより上の部分は普段とまったく変わりがありません。分娩時には子宮底はおなかの上のほう、みぞおちのあたりまで大きくなっていますから、子宮が収縮する陣痛の感覚も分かります。麻酔が始まってから分娩中まで、手や腕、上半身の体幹は自由に動かすことができますし、意識もずっとはっきりしたままです。

当院の場合、麻酔が十分に効いている状態でほとんどの人は足も動かせます。

そして、陣痛に合わせておなかに力を込めていきむことで、赤ちゃんが産道を進んで出

てくる感覚も感じられます。

私は男ですから分娩をしたことはありませんが、経験した産婦さんたちのお話からしても、普通の経腟分娩から痛みだけを取り除いたものが、無痛分娩だと思っていただいていいと思います。

Q17：器械分娩や帝王切開になるのはどんなとき？

A：出産が長引くとき、お母さんや赤ちゃんにリスクがあるときです

一般的な無痛分娩では、痛みがないために自然分娩に比べると、いきむ力が弱くなり、吸引分娩・鉗子分娩といった器械分娩が多くなる傾向があります（118ページも参照）。

器械分娩になるのは、主に次のような場合です。

- 分娩が長時間に及ぶとき
- 心拍低下、羊水混濁など、赤ちゃんのリスクが高いとき
- 血圧上昇など、お母さんの負担が大きいとき

基本的に器械分娩は、赤ちゃんやお母さんの命を守るために必要な処置ですから、医師の判断に任せていただければと思います。

また器械分娩では、吸引器や鉗子を使って赤ちゃんの頭を引っ張り、外に出します。そのために赤ちゃんの頭が傷ついたり、頭の形が変わってしまうと心配される方がいます。仮に赤ちゃんの頭が傷ついたとしても、ほとんどは数日で自然に治るものですので、心配はいりません。

また赤ちゃんの頭の形については、普通の経腟分娩でも、形が変わることはよくあります。赤ちゃんの頭蓋骨はまだ固まっておらず、狭い産道を通ってくるときに頭蓋骨が頭頂部で重なって、頭の形が少し凸型になることがあります。これも数日もすれば元に戻りますから気にする必要はありません。どうしても気になるときは、産科医に相談をしてください。

器械分娩で補助しても赤ちゃんが出てこないときや、赤ちゃんや母親の状態から、さらに緊急性が高いと判断されたときは、緊急帝王切開が行われることになります。

Q18：切迫早産になったらどうなるの？

A：高次医療機関で対応します。治療後に、無痛分娩も可能

切迫早産とは、妊娠22週0日～36週6日までの間に、子宮口が開くなどして早産が迫っている状態を指します。仕事をもつ妊婦さんでは、どうしても心身ともに無理をしてしまうことが多いためか、妊娠中期から後期にかけて、切迫早産となる例は珍しくありません。切迫早産と判明したときは、子宮収縮を抑える薬を飲んで自宅で安静に過ごすか、病院に入院し、妊娠継続のための治療をしていくことになります。

当院では、切迫早産の方は高次医療機関に紹介し、入院その他の治療をしてもらいます。その後、妊娠35週に入ったら、当院に戻ってきて無痛分娩で出産することができます。切迫早産の治療後の転院は、母子の状況や医療機関の方針によっても異なりますから、治療を受けている医療機関で相談をするようにしてください。

Q19：里帰り出産でも、無痛分娩できる？

A：できます。妊娠初期に予約をしておきましょう

里帰りをした先で無痛分娩を希望するのであれば、妊娠初期に予約をしておくようにし

ましょう。

現状では、全国的に無痛分娩を行う施設はまだ限られています。妊娠後期に入って里帰りをしてから相談をしても、分娩予約がいっぱいで、受け付けてもらえないことも少なくないようです。妊娠初期のうちに予約をして、妊婦健診を受ける時期などの指示を受けておくといいと思います。

当院も、里帰りでの無痛分娩を受け付けています。妊娠初期に一度、当院を受診し、分娩予約を取っていただきます。その後は、他院で妊婦健診を受けてもらい、遅くとも妊娠35週までに紹介状を持って当院へ戻る、という流れになります。

Q20：計画出産なら、赤ちゃんの誕生日を決められる？

A：条件が合えば、決められます

海外では、帝王切開で計画出産をするのに、縁起のいい日を選ぶ国もあるそうです。計画無痛分娩で分娩日を決めるなら、せっかくだから希望の日を選びたいという人もいるでしょう。

経産婦であれば、出産日を決められる病院はあるかもしれません。しかし、初産婦で出産日を確約している病院は、おそらく当院を除いてはありません。計画どおりに出産するには、高度な医療技術が必要だからです。健診を受けている病院で相談してみてください。

無痛分娩の情報収集、産院選び

Q21：無痛分娩について知りたいときは、どうすれば？

A：厚生労働省や、関係の学会などでも情報提供しています

無痛分娩についてネットで調べると、さまざまな情報が飛び交っています。無痛分娩を行うクリニックの情報でも、私から見ると誤っていたり、一般の人に誤解を与えるような情報も意外に少なくありません。

信頼できる情報源を挙げるとすれば、厚生労働省や関連学会のサイトなどがあります。

例えば、厚生労働省ホームページの健康・医療分野の「小児・周産期医療について」には、「無痛分娩を考える妊婦さんとご家族の皆さまへ」というリーフレットがダウンロードできるようになっており、一般の人を対象に無痛分娩を紹介しています。

ほかに日本産科麻酔学会でも、「無痛分娩Q＆A」といったコーナーで、無痛分娩の情報を提供しています。

こうしたところにあるのは一般的な情報ですので、詳細は医療機関によって変わってくるとは思いますが、無痛分娩の概要や硬膜外麻酔の基本的な情報を知るには良いと思います。

また無痛分娩関係学会・団体連絡協議会（ＪＡＬＡ）による一般向けのサイトが、２０１９年3月に開設されています。ここでは、無痛分娩についての一般的な知識、無痛分娩を提供している分娩施設の情報、無痛分娩の安全性向上のための取り組みに関する情報などが掲載されています。

医療者向けの情報もあり、少し専門的な内容もありますが、ここ数年の最新の情報をチェックできます。

Q22：無痛分娩のよい産院の選び方は？

A：無痛分娩の症例数が多く、十分に説明してくれる施設が良い

無痛分娩を行っている施設は近年、増えてきています。

それでは、多くの施設の中から「納得のいく出産」ができる施設、「ここで産んで良かった」と思える施設を選ぶためには、どうすればいいのでしょうか。

私は、後悔しない無痛分娩ができる施設（質の高い無痛分娩を提供できる施設）を選ぶには、次の三点をチェックされるといいのではと考えています。

①無痛分娩の実績

やはり無痛分娩の実績が多いところは、産科医、麻酔科医の経験値が高いと考えられます。ただし、数多くの医師のいる大病院では、経験の浅い医師も含まれるので、選ぶときによく考える必要があります。

実績とともに、帝王切開率や救急搬送件数といったデータを見るとその病院の実力が分かります。無痛分娩の数が多くて、帝王切開率が低い病院を選んでください。

②どんな無痛分娩かを説明してくれる

現在の日本では、無痛分娩といっても麻酔の使い方や、麻酔を開始するタイミング、痛みの程度などは施設によって異なっています。いつから麻酔を使い始めるか、痛みの程度はどのくらいか、計画無痛分娩なのかそうでないのかなど、「どのような無痛分娩なのか」をきちんと説明してくれるところは、妊婦さんに寄り添った出産をしていると思われます。

逆に、質問をしても十分な説明が得られないところは、無痛分娩の経験が少ないか、施設の都合で進められる無痛分娩になるようなケースも考えられます。

③その施設で出産した人の体験談や口コミ

その施設で分娩した人の体験談も参考になります。産院のホームページなどで体験談を確認できるケースもありますし、満足のいく出産ができたという投稿がＳＮＳで共有

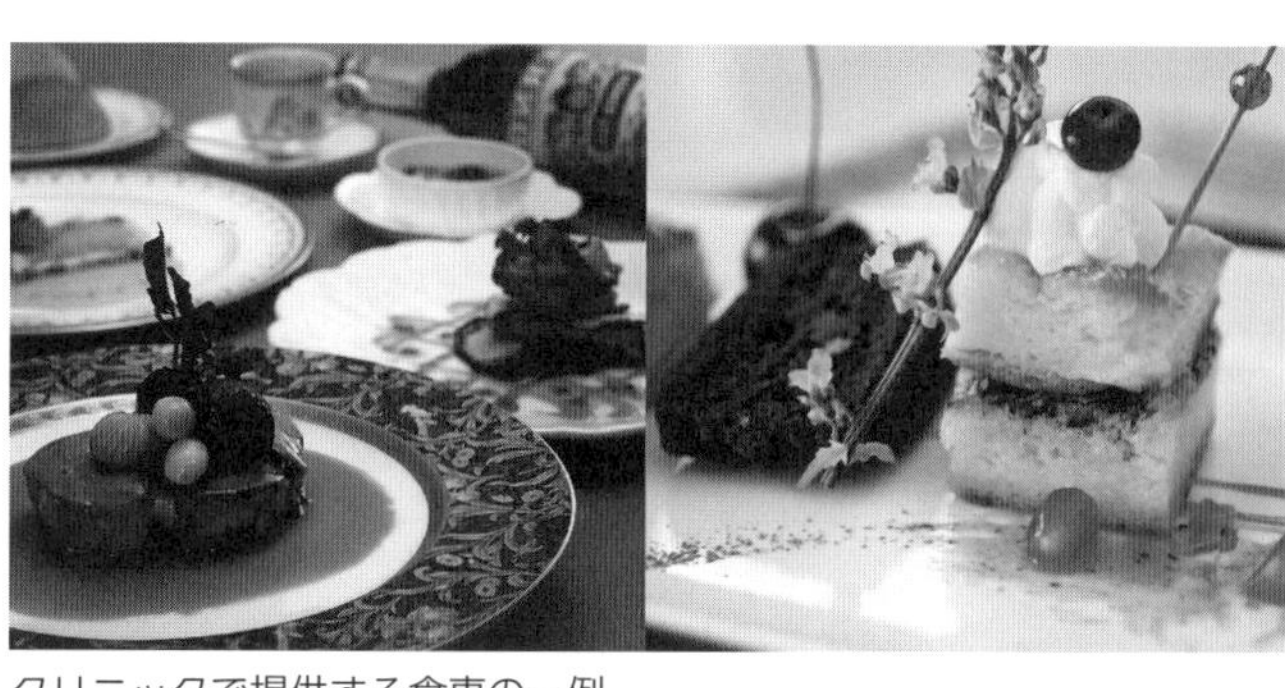

クリニックで提供する食事の一例

されることもあります。

産院についての妊産婦さんの口コミ情報は、「入院中の食事がおいしかった」「施設がきれいだった」といった話が中心になりがちですが、ぜひ無痛分娩による「出産の良さ」を語っている声があれば、そこに注目してチェックしてみるといいのではないでしょうか。

v Steer et al. Can J Anaesth. 39:231-235,1992

vi 佐々木和子：硬膜外麻酔使用による無痛分娩ー産後1年経過した母親が語るその体験を聞いて、助産雑誌、65(5)、418ー423，2011

第6章

みんな笑顔で誕生を迎えた14の家族の物語

ここで出産された妊産婦さんの体験談を紹介します

当院で分娩をされた産婦さんたちの体験談、産後の感想の声を紹介します。これらの体験者の声を読んでいただければ、これまでに本書で述べてきた「完全計画無痛分娩」がどういうものか、また私たちが考える妊産婦さん本位の医療・ケアなどついて、より理解していただけることと思います。

もちろん出産は10人いれば10通りであり、一つとして同じものはありませんが、今後、完全計画無痛分娩を検討したいという妊婦さんやご家族がいれば、一つの参考にしていただければ幸いです。

私たち医師や助産師、看護師、スタッフにとっても、出産をされた方々の「ありがとう」という言葉や明るい笑顔が、母子の命を預かる責任の重い仕事のなかで、大きな励みになっています。

体験1（初産婦・完全計画無痛分娩）

◇ほとんど痛みを感じないスムーズなお産。産後の回復も早そう

計画無痛分娩で産ませていただき、無痛分娩とはいえ、ある程度の痛みは覚悟していたのですが、先生と助産師さんの処置・対応がすばらしく、ほとんど痛みを感じることなくスムーズにお産をすることができました。

また初めてのお産で、不安と緊張感が強かったのですが、処置中たびたび優しく声を掛けてくださったり、処置の流れや状況を都度説明してくださったので安心することができました。分娩室に関しても、アロマ、ヒーリングミュージック、照明の調整で不安を和らげる環境にしていただけて、リラックスした気持ちでお産に臨めました。

入院生活については、お部屋がホテルのようにきれいで、お料理もおいしく、モーニングストレッチやフットマッサージなどのサービスもうれしく、ぜいたくに快適に過ごさせていただきました。

体調や都合に合わせて赤ちゃんを預かってくださるのもありがたかったです。おかげさまでゆっくりと体を休めることができました。産後の回復も早そうです！　また機会がで

きた際にはぜひこちらでお世話になりたいです。

体験2（初産婦・完全計画無痛分娩）

◇不妊治療を経ての計画無痛分娩。夫婦ともに、感動しました

岩本院長、毎日お忙しいなかで、ご自身の時間や家族と過ごす時間を十分に取れないと推察しますが、そのような状況のなかで非常に穏やかに丁寧に出産準備から出産までに対応いただき、深く感謝いたします。また出産立ち会いや直後からの家族全員の同室など、このコロナ禍の状況で出産家族旅行を体験できたことは非常に幸せでした。病室もホテルのようにきれいで、食事も非常においしかったです。助産師、スタッフの方々の処置や対応も的確でスピーディーで最高のクリニックだと思いました。このようなクリニックを作っていただき、本当にありがとうございます。（夫）

夫も絶賛でしたが、出産した私もこちらのクリニックに転院できて出産できたことは心から良かったと思っています。元々は別の病院で3カ月までお世話になっておりましたが、コロナ禍で立ち会い出産・面会はできないとのことで、どこか別の場所で良い所はないか

な？とインターネット検索したのが始まりでした。スワンレディースクリニックは東京都のクリニック検索をしたなかでいちばん環境が良くきれいで〝ここで出産できたらすごく快適だろうなぁ〟と思っていましたが、値段との相談でした。

ただ交際期間から合わせて夫と15年一緒に生活してきて、不妊治療を経てようやく待望の第一子誕生だったので、私たち夫婦にとってとても記念にしたいことでした。

結果としてこちらでお世話になり、妊婦健診から、出産の立ち会い、入院生活も夫はすべて仕事を休んで赤ちゃんの成長を楽しみにしていてくれました。一緒に入院し、一緒のペースで育児がスタートできて本当に良かったです。実はそこがいちばん、ほかのクリニックにはない感動的なことだと思います。本当にすてき過ぎるクリニックです。（妻）

体験3（初産婦・完全計画無痛分娩）

◇安心して赤ちゃんを迎えることができました

とても思い出に残る、すてきなお産となりました。初産だったのでとても不安でしたが、施設もきれいでリラックスできる環境でした。無痛分娩は、本当に無痛でした。3時間くらいでとても安産でした。出産後はゆっくりできたし、会陰の傷も上手に縫ってもらえたのか、全然痛くなかったです。出産があんなに恐怖だったのが嘘みたいでした。今回、無痛分娩にするにあたり、悩むこともありましたが、助産師さんが詳しく丁寧に説明してくださり、夫婦も両親も前向きにとらえることができました。分娩時、落ちついて臨めたのはクリニックのスタッフさんがいてくださったからこそです。

お祝いディナーもあってきれいな部屋で、ホテルに泊まってるみたいでした。帰ってからの回復も早く、聞いていた話と全然違ってすごく元気でした。ゆっくり休めたおかげと思っています。自分のペースで赤ちゃんのお世話を進められたので、心に余裕をもつことができています。母乳のことも退院後のアドバイスも気軽に相談でき、周りに頼りながら自分のペースでいいんだ……と心が軽くなりました。ここでお産ができて本当に良かったです。ありがとうございました。都外からの通院でしたが、思った以上に最高だったので、遠くても次もここで出産したいです。思い出すとまた早く妊娠したくなります。

体験④（初産婦・完全計画無痛分娩）

◇計画したその日に出産。産後は薬も円座も必要ないくらいに回復

初めての出産で何も分からない状態でしたが、お産から育児まで親切に教えてくださり、たいへん助かりました。

午前中に出産ができ、翌日から母子同室をしてみましたが、スタッフの方々のおかげで落ちついて目の前の育児に集中できました。すべてが初めてなので小さいことでも気になり、質問させてもらっていましたが、丁寧に指導してくださり、勉強になりました。スタッフはどなたもお話ししやすく、入院に対し少し緊張していましたが、こちらのクリニックを選んで良かったです。夜中にいつも快くミルクを持ってきていただけて本当に助かりました。第二子出産のときにもぜひ利用していきたいです。

先生の人柄もよく、話しやすく、技術もすばらしかったので、計画したその日に産めて、退院時には産後の傷も生活に影響ないくらい痛みがないので良かったです。薬も円座も必要ないくらいに回復しました。

私の勤め先のドクターなどは病床以外のラウンジやスタジオなどは不要という人もいま

すが、こちらのクリニックのような気持ちの安らぐラウンジや、メンタル面でのサービス、心遣いは本当に大事だなと感じました。実際に利用してみて、とても良い思い出になったし、出産に対し嫌な思いを一切しなかったので、感激しました。

体験5（初産婦・完全計画無痛分娩）

◇まだ生まれないだろうと思ったら、45分後に出産が終了

初めての出産で不安もたくさんありましたが、このクリニックを探すことができて、ここで産むことができて本当に良かったです！　分からないことだらけでしたが、聞けば先生も助産師さんたちもなんでも丁寧に教えてくださって、安心することができました。

無痛分娩は思っていた以上に本当に痛みがなく、当日はまだ生まれないだろうと思ったときから、45分後には出産が終わっていて、驚くばかりでした。痛いのが苦手なので、針を刺すときなど、ちょっとしたときにも声を掛けてからにしてくださったのが助かりました。

私にとって「つらい・怖い・痛い」の固まりだったお産のイメージは、いまや「幸せ一

色」です。「大丈夫ですよ」「何かあったら言ってくださいい」「お母さん、上手ですよ！」など、先生や助産師さんの一言一言が本当に力になりました。

私と夫の人生の1ページ、そして息子の人生の始まりをここで迎えられ、家族一同幸せです。本当にありがとうございました。

入院中はごはんがすごくおいしくて、お祝い膳は特に楽しみにしていましたが、期待以上でした！　こんなにキレイなすばらしい病院で出産ができ、幸せだったと思います。友達にもすすめたいし、もしも二人目ができたらまた来たいです。

体験⑥（初産婦・緊急無痛分娩）

◇急な破水で急遽、無痛分娩に。すばやく適切な処置に感謝です

予定日より3週ほど早く破水し、そのまま入院となりました。普通分娩の予定でしたが、血圧が上がってしまい、急遽、無痛分娩に切り替えるご判断をしていただきました。帝王切開ではなく、無痛分娩をすすめてくださったことに感謝いたします。こちらの病院が無痛分娩を行える病院で、本当に良かったです。すばやく適切な処置をありがとうございま

した。痛みもなくたいへん助かりました。

分娩中や入院中の不安のなか、言わずとも気持ちを汲み取り、会話や声掛けで励ましてくださった看護師さんや助産師さん、「痛みは人それぞれだし、分からなくて大丈夫ですよ」「私たちは本当に少しお手伝いをしただけで、ママが頑張ったからですよ」「どんなに夜中でも少しでも不安なことがあったら電話してくださいね。一緒にやりましょうね」、言葉の一つひとつ端々にとても心が軽くなりました。

深夜まで授乳に付き合ってくださったこと、退院診察の際に先生に相談していた胸のハリについて尋ねに来てくださり実践的に一緒に練習してくださったこと、終始、私の気持ちを優先してくださったスタッフの方々には感謝してもしきれません。

初めてのお産なので比較対象がないのですが、先生はもちろん助産師さんスタッフさんお一人おひとりの技術力はとても高く、初産の私でさえ主人と二人で「絶対、皆さんの技術力はすばらしいよね」と感動していました。

先生をはじめ助産師さんや看護師さん、スタッフの方々、皆さんたいへん温かい対応をしてくださり、本当にありがとうございました。お食事やお部屋もとっても良かったです。退院前夜のディナーは、マタニティライフの最後にとっても幸せな気持ちになれました。

体験⑦（初産婦・自然分娩）

◇無痛分娩にすればよかった！

家から通いやすい産院で検討して、最初は意識していなかったのですが、とても新しく、都内でも有数の高級産院と知りました。

噂どおりのラグジュアリーな環境で、入院の5日間は、ホテルに滞在しているようでした。赤ちゃんの預かりも嫌な顔1つされず快く受けてくださり、毎晩ゆったり過ごせました。母乳指導は産院によってさまざまな考え方がありますが、こちらの考え方は私に合っており、プレッシャーを感じず授乳ができました。どの助産師さん、スタッフさんもとても優しく、至れり尽くせりな毎日でした。第二子妊娠の際もお世話になりたいと思っています。ありがとうございました！

後悔しているのは、やはり無痛分娩にすればよかったことです。経験したからこそですが、どんな形であれ産まれることは奇跡で、赤ちゃんはとてもかわいい。痛みによって赤ちゃんの状況が悪くなったり、母体のダメージも大きいと実感しました。昔に戻って私自身に無痛にしなよ！と言いたいです。

体験8（経産婦・完全計画無痛分娩）

◇2歳の長女も立ち会い、産後の家族写真は「一生の宝物」です！

2度目のお産でしたが、1人目もこちらで出産したかったと思えるすばらしいクリニックで、大満足の4泊5日を過ごせました。

2歳の長女も立ち会い可能とのことで、どうしようかしばらく悩み、健診でも何度かご相談させていただきました。その際、助産師の方や先生に親身にお話をしていただき、立ち会いさせてみたいと前向きに決心することができました。

実際に夫、長女に立ち会ってもらい、助産師の方も長女のことも気に掛けてくださって温かく対応していただきました。長女の応援で私自身、力が湧き、冷静にもなれて良いお産ができました。なにより、生まれたての赤ちゃんとともに撮った家族写真、そして赤ちゃんを抱く長女の写真は一生の宝物です。

滞在中はさまざまなサービスがうれしい（特にフットマッサージは無料なのに思った以上に丁寧にしていただき驚きました）のはもちろん、助産師の皆さんが親身に対応してくださるのがいちばんありがたかったです。赤ちゃんが泣いていると様子を見に来てくれたり、母乳の状況を見ながら都度アドバイスしてくれたり、夜も本当に預けやすく、こちらの体調や回復を気に掛けてくれていました。ミルクの調乳を自分でやるのではなく、お願いすると持って来てくれるのは地味にうれしく、なんてありがたいサービスなんだろう！と感動しました。

お食事も毎回楽しみでした。おいしいのはもちろん、品数も野菜も多く、母乳に良さそうだなあと思いました。夫とディナーなんて、またしばらくできないと思うのでうれしかったです。とにかく退院後の生活に向けて、英気を養えた5日間でした。

体験9

◇3人目で初めての無痛分娩。これならあと10人産める⁉（経産婦・完全計画無痛分娩）

3人目の出産で、こちらのクリニックを利用しました。上に2人いたので産後の自分の体力等、いろいろ考えて無痛分娩を選択、そして自宅から近い病院だと貴院が最適でした。実際に利用してみて本当に良かったと思いました。最後の出産と思っているので、穏やかに臨むことができ、自分の中でもステキな出産になりました。「無痛」というのに少し後ろめたさがありましたが、先生をはじめ皆さんにその不安を払拭していただき、前向きに安心感をもって、出産できました。これならあと10人は産める！と思えました！

産後のケアはもちろん、助産師さんたちの気遣いやアドバイス、こちらの質問や不安にもきちんと答えてくれ、コミュニケーションがしっかりと取れていたので産後の家での生活も安心して過ごせそうです。何から何まで至れり尽くせりの産後生活、とても充実していました（1人目、2人目は総合病院でしたが、助産師さんともなかなか話す機会もなく、不安なままの退院でした）。

料理も入院中の楽しみになっていて毎食完食で、完全母乳ですが良いおっぱいが出ているおかげか赤ちゃんの体重もすくすく育ち、料理にも感動しっぱなしでした。〝お母さんファースト〟で考えてくれ、自信をもって満足して退院できるクリニックだと思いました！　最後の出産と言いましたが、4人目があれば、またここで産みたいです！

体験⑩（経産婦・緊急無痛分娩）

◇費用で悩みもしましたが、こちらで出産して良かったです！

今回、第二子の出産でお世話になりました。

急な出産となったため、病院に着くまで２時間ほどつらい時間がありましたが、先生が来て無痛の処置をしてくださってからは嘘のように痛みが引き、落ちついてお産に臨めました。家族立ち会いのもと、望んだお産をすることができました。

深夜にもかかわらず、優しく丁寧に対応してくださった先生や担当の助産師さんのおかげで、かわいい赤ちゃんを迎えることができました。心から感謝しています。

産後の皆さまのご対応にも感動しました。「体力回復優先」の私の希望に沿っていろいろと気を使ってくださり、相談に乗ってくださり、安心して過ごすことができました。おかげで前回の出産とは産後の回復の具合がまったく違いました。

産後３、４日目でおっぱいが張って大変なときも、親身になってサポートいただき、ありがとうございました。食事も、モーニングストレッチもありがたかったです。費用が高いところは悩みましたが、こちらのクリニックを選んで良かったです。

体験11（経産婦・完全計画無痛分娩）

◇ダメージが本当に少ない。子ども2人の育児も頑張れる

5日間、お世話になりました。産後とは思えないくらい、快適に過ごすことができました。

無痛に関しては、1人目の自然分娩とはまったく別物で、出産のイメージがくつがえされました。どちらも立ち会った主人も驚いていました。周りにもおすすめしたいと言っています（笑）。こちらで無事に産めて、本当によかったです。ありがとうございました。

体のダメージが本当に小さくて、滞在期間中も心と体に余裕をもって新生児の世話ができました（上の子のときは自分もツライなかで、新生児の世話もあったので、とてもつらかったので）。

個室のおかげで、上の子が面会に来ても気兼ねなく相手してあげることができました（帰り際は毎日大泣きでしたが）。

食事も毎食おいしくて、私、出産直後にこんなにのんびりしていてよいのかしら？と思うほど、ゆっくりと過ごすことができました。入院中にゆっくりできたので、退院後の幼

児・新生児の2人の相手をする生活も頑張れる気がします。

助産師の方々も皆さま、いつも笑顔で穏やかな方ばかりだったのでお話ししやすく、相談しやすかったです。ありがとうございました。

体験12（経産婦・完全計画無痛分娩）

◇無痛は超楽ちん！　最高の出産家族旅行でした！

2人目の出産で、自分が妊娠～出産、産後の入院生活まで、やりたいことをすべて叶えてくださいました。本当に感謝しています。

まずは妊婦健診。電話でもネットでも事前予約ができて、待ち時間が少なく、ノンストレスでした！　助産師の方も毎回違う方とお話ができるのも、新しい発見や気づきがあり、とてもよかったです。

そして迎えた出産の日！　初めて無痛分娩を選択したのですが、メディアなどではマイナスなイメージが先行しがちですが、自分にとっては「最高！　超楽ちん！　これならもう一人産みたい！」という感想しかありません。それも院長先生はじめ、助産師さん、看護師さんたちがすごく温かく支えてくださっていたからだと思いました。院長先生の優しい「頑張っていきましょうね！」という言葉で、かなり癒されました！

無事に出産でき、産後もホテルのような個室でゆったり赤ちゃんと過ごし、おいし過ぎる料理の数々を堪能し、「もー帰りたくない！」というくらい居心地がよかったです。

いちばん叶えたかった夢である長女（5歳）と夫、私の3人で赤ちゃんを迎えるという立ち会い出産の夢も叶えられて、満足しかありません。本当に感謝しかありません。最高の出産家族旅行でした！

体験13（経産婦・完全計画無痛分娩）

◇信じられないくらい、感動的なお産ができました！

こんなに感動的なお産ができるなんて、今でも信じられないくらいです。終始リラックスできたし、本当に痛くなかったです。産後の痛みも少なく、第一子は産後も痛みでつらかっただけに、これでいいの？と思ってしまうくらいです。

【クリニックについて】

無痛分娩で出産すると決めてから、実績豊富な産婦人科ばかり探していました。有名な産婦人科での出産を決めてからも、ここで本当に大丈夫なのかな……と不安でした。口コミをきっかけに、こちらのクリニックに足を運んでみて、先生とお話しさせていただき、助産師さんやスタッフの方々と接したことで、ホームページに掲載されている理念どおり、患者ファーストが体現されており、「ここで出産したい！」と即決できました。上の子が健診時や出産当日もうろちょろしていたときも、皆さん優しく声を掛けてくれました。

【先生】

健診時も出産時もいつも穏やかで落ちついていらして、とにかく安心できました。何か処置をするとき、必ず事前に説明してくれて、ドキドキしている患者の気持ちをすごく理解してくれていて、医師としての技量＋αを備えていらっしゃることに感動です。

【助産師さんたち】

出産時にサポートしていただいたSさん、本当に的確なアドバイスが心強かったです。スムーズにリラックスして出産できたのはSさんのおかけです。Yさんには母乳について親身に相談に乗っていただき、助けていただきました。全員のお名前を挙げられませんが、すべての助産師さん、感動レベルで優しかったです。とてもたいへんなお仕事なのに、どの方も楽しそうに働いていらしてこちらも気持ちよかったです。

体験⑭（経産婦・計画帝王切開）
◇帝王切開でも立ち会いができ、忘れられない思い出に

2人目の出産で利用させていただきましたが、院内はとてもキレイで、どのスタッフの方も優しく丁寧で、快適な5泊6日を過ごすことができました。食事も毎食たいへんおいしく、幸せでした！

今回予定帝王切開でしたが、2回目だからこそ怖さと不安でいっぱいでしたが、術前はいろんな方が大丈夫！と励ましてくださり、直前のＬＤＲでも皆さん笑って話してくれたり、音楽をかけてくださり、安心できました。また夫が出産に立ち会えたこともとても良い思い出になりました。一人目は総合病院で、緊急帝王切開だったので生まれる瞬間を見せてあげられなかったので、貴重な経験になりました。

そして滞在中は術後のため、とにかくゆっくり過ごしたいと思っていましたが、母子同室も強要されず、適度に様子を見に来てくださって安心感もあり、体力回復に努めること

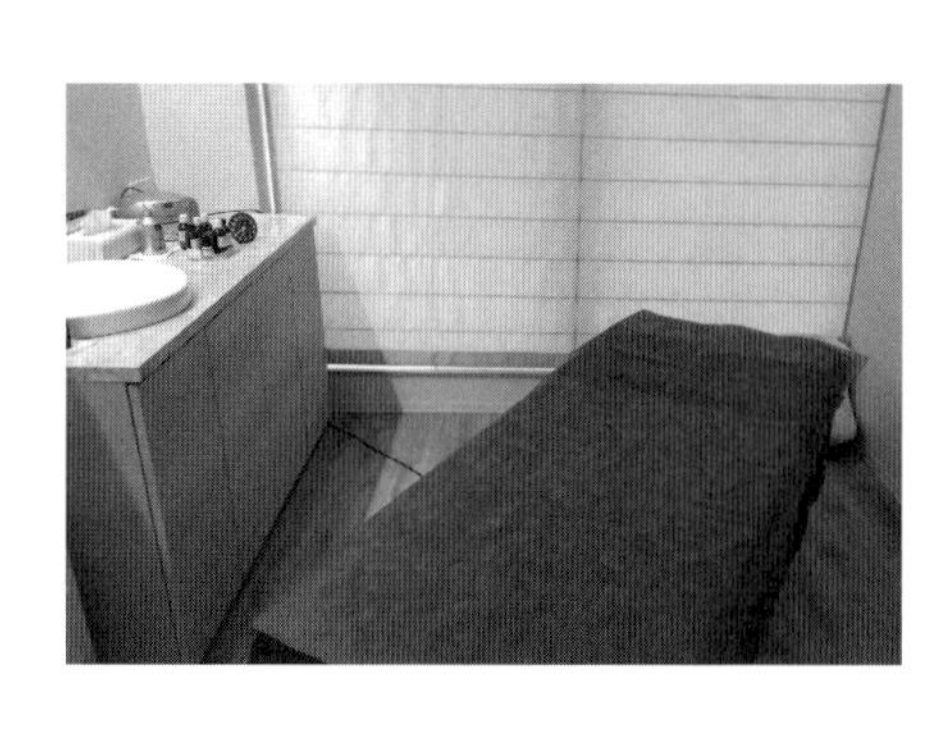

ができて感謝でいっぱいです。もう今後、こんなにゆっくり過ごすことはなさそうなので、有意義に過ごせました。またエステルーム（上写真）でのフットマッサージも産後のつらい足のむくみの改善に効果的でした。ありがとうございました。最後に、前回の手術では歩けるまでに術後2〜3日かかりましたが、今回は術後翌日には2階から3階まで歩け、2日目にはかなりスムーズに歩けるようになっていました！術後の痛みも1人目より少なく、回復も早く、傷もすごくきれいで、なんで？とびっくりしています（笑）。

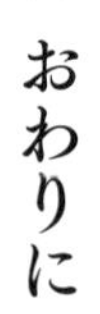

おわりに

本書を最後までお読みいただき、ありがとうございました。

この本を読んで「出産」や「無痛分娩」についてのイメージが変わった、という方が少しでもいればありがたいと思います。出産の新しいイメージがより良いものになっているのであれば、さらにうれしい限りです。

自分でいうのも少しおこがましいですが、この本は、世界に先駆けた「完全計画無痛分娩」についての一般向け書籍です。ほかの類書には書かれていないことや、類書の内容とは異なることも少なくないはずです。

本書の内容を、ほかの産科医に尋ねても答えられないことも多いでしょうし、産科の医師たちの間にも「本当に完全計画無痛なんてできるのか？」と、疑問をもつ人もいると思います。

なぜなら、本書に記したことは、私が自分のクリニックを開業し、そこで「理想のお産」を追求するなかで、初めて確立された方法だからです。

これまでの無痛分娩の方法論もそうですし、もっといえば産科医療全般で〝常識〟とされていたことも「本当にそうなのか」「お母さん、赤ちゃんにとっての最善は何か」と根本から見直し、考え抜いたことで見えてきたことが多々あります。

いつも目の前の妊産婦さんたちに教えていただきながら、より良い出産を目指して全力で取り組んできた結果が、本書で紹介した「完全計画無痛分娩」なのです。


もちろん今現在、私が行っている出産のスタイルが、欠点の一つもない完成形というわけではありませんが、最も質の高い無痛分娩を実施しているという自負はあります。

出産は、母親が新しい命を身ごもり、分娩するという、生物にとって不可欠な営みです。医療介入がなくても自然に産める、医師ができることは少ない、と思われがちです。

しかし一方で、出産は時に母子の命に関わるような危険も伴う、大変な難事業です。母子のリスクを限りなく減らすとともに、現代の人たちの生活スタイルや価値観に合う出産を考えるときには、やはり医療のサポートが必要になります。

そして産科医療は、一般的な外科手術などより、はるかに難しい面があります。

母親、赤ちゃんの状態は一人ひとり異なりますし、それぞれの状態を見ながら、安全に出産を進行させるためには、産科医にも高い技術が必要になります。

私はこれまでに累計1万数千件以上の出産を経験してきましたが、やればやるほど分からないこと、改善や工夫をしたいことが次々に出てきます。それだけ出産は奥が深いものだからこそ、医師として追求する面白さもあります。

これからも今の経験や技術に安住することなく、さらに出産を極めるために精進していきたいと考えています。

また私たちの社会も、時代とともに刻々と変化しています。

少子化が進み、夫婦共働きが当たり前になった今、女性にとって負担の少ない無痛分娩がもっと普及していくことが大切です。そのためには完全計画無痛分娩は、自然分娩よりも優れた安全な出産方法だと世間に認知される必要があります。

無痛分娩の絶対数が増えていけば、今のように「無痛」を選ぶことに躊躇したり、後ろめたさを感じたりすることも少なくなるはずです。無痛分娩を希望する人が、誰でも当たり前に選べるようになる――それが私の願いでもあります。

そのためには、私の得たスキルや方法論を若い産科医たちに伝え、完全計画無痛分娩を行える産科医を育成していくことも重要な課題です。そうした点においても、私の産科医としての挑戦は、まだまだ長い道のりになりそうです。

最後になりますが、当院を訪れるすべての人に「おもてなし」の姿勢で接し、多忙な業務のなかでベストを尽くしてくれている当院のスタッフ全員に、あらためて感謝を伝えたいと思います。

そして、産科医の私に出産の不思議さとその魅力・感動を教えてくれる、すべての妊産婦さんと赤ちゃん、ご家族の皆さまに、心からの敬意を表します。

（参考文献／引用文献以外）
・奈良貴史『ヒトはなぜ難産なのか―お産からみる人類進化（岩波科学ライブラリー）』（岩波書店、2012年）
・菅井正朝、松葉弘『無痛分娩―産痛の精神予防法を主として（創元医学新書）』（創元社、1960年）
・丸山一男『痛みの考えかた　しくみ・何を・どう効かす』（南江堂、2014年）
・照井克生（川添太郎、木下勝之監修）『硬膜外無痛分娩　安全に行うために　改訂3版』（南山堂、

２０１５年）
・角倉弘行『無痛分娩の基礎と臨床　改訂第2版』（真興交易医書出版部、２０１５年）
・奥富俊之、島田信宏『痛くないお産　麻酔分娩がよ～くわかる本―周産期専門の麻酔科医に聞く』（メディカ出版、２００４年）
・勝間和代のクロストーク、瀧波ユカリ、日本産科麻酔学会『無痛分娩のすすめ』（毎日新聞出版、２０１５年）
・森臨太郎、森享子『ほんとうに確かなことから考える妊娠・出産の話―コクランレビューからひもとく』（医学書院、２０１８年）
・奥富俊之『無痛分娩の極意』（克誠堂出版、２０１７年）
・稲田英一『麻酔への知的アプローチ　第10版』（日本医事新報社、２０１８年）

〈著者紹介〉
岩本英熙（いわもとひでき）
早稲田大学政治経済学部卒業。長崎大学医学部卒業。同大学医学部附属病院産婦人科に入局。関西医科大学附属病院（麻酔科／新生児科）、田附興風会医学研究所北野病院（産婦人科）、一祐会藤本病院（産婦人科・部長）勤務を経て、2019年6月17日に「スワンレディースクリニック」を開院。
〈資格〉
日本産婦人科学会専門医
母体保護法指定医
日本産婦人科学会会員
日本周産期・新生児医学会 新生児蘇生法（NCPR）「専門」コース認定
日本母体救命システム普及協議会 J-CIMELS 認定
日本産科麻酔学会会員
無痛分娩関係学会・団体連絡協議会（JALA）カテゴリー A 修了

出産に「痛み」はいらない
～妊婦、家族みんなが笑顔でいられる完全計画無痛分娩とは～

2021年６月29日　第1刷発行

著　者　　岩本英熙
発行人　　久保田貴幸

発行元　　株式会社 幻冬舎メディアコンサルティング
〒151-0051　東京都渋谷区千駄ヶ谷4-9-7
電話　03-5411-6440（編集）

発売元　　株式会社 幻冬舎
〒151-0051　東京都渋谷区千駄ヶ谷4-9-7
電話　03-5411-6222（営業）

印刷・製本　瞬報社写真印刷株式会社
装　丁　　山﨑瞳子

検印廃止

Printed in Japan
ISBN 978-4-344-93267-8 C0047
幻冬舎メディアコンサルティングＨＰ
http://www.gentosha-mc.com/